JN196958

Recipe for successful filling & Detailed technique

成功のレシピ&ディテールテクニック

コンポジットレジン 積層充填

Layering Technique

著 陶山新吾

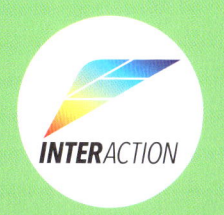

INTER ACTION

序

　本書「コンポジットレジン積層充填　その成功のレシピとディテールテクニック」では、あえて充填ステップのみに焦点をあて、その詳細をまとめた。コンポジットレジン充填は、口腔内で直接歯冠形態を再現する必要があるため、歯科医師の技術に大きく左右される。詳細な充填操作を理解することが技術の向上につながり、コンポジットレジンの修復治療を成功に導くと考える。コンポジットレジン修復を成功させるには、充填だけでなく、接着操作や様々な事項への配慮が必要だが、それらに関しては他書を参考にして頂きたい。

　歯冠修復治療が必要と診断された場合、私達は口腔内の様々な検査資料をもとに修復材料や修復範囲を選択・計画していくことになる。その際には当然ながら、直接法であるコンポジットレジン修復で処置を行うか、間接法により補綴装置を製作するかを選択しなければならない。間接法には、印象採得を行い口腔外で作製するため解剖学的な形態を付与しやすいという利点がある。しかし、補綴装置の挿入方向に対してアンダーカットがない状態にする必要があるため、便宜的に健全な歯質の削合が必要になってしまう。それが欠点である。一方、直接法であるコンポジットレジン修復には、口腔内で修復を行うことからアンダーカットを許容でき、健全歯質を最大限に温存することができるという利点がある。しかし、口腔内で直接歯冠形態を回復するため、充填を行ったレジンが歯質と不適合であったり、付与すべき歯冠形態に回復することができず機能・審美的に問題が生じやすいという欠点があるのも事実である。

　筆者は、MI（Minimal Intervention：FDI）の観点から健全な歯の構造を最大限温存することができ、問題が生じた場合はリペアで対応可能なコンポジットレジン修復をできる限り選択するようにしている。今日では口腔内でレジンと歯質を精密に適合させ、解剖学的形態を回復して機能・審美的にも良好な結果が得られるようになってきたためである。

　本書では、レジンと歯質を精密に適合させ、解剖学的形態を回復し機能・審美的なコンポジットレジン修復を行うために、筆者が実践している積層充填の詳細なレジンレシピとディテールテクニックについて動画を用いて解説している。先生方が本書を参考に充填操作を実践し、自分なりのレジンレシピとテクニックを身につけることで、先生方の医院の来院患者の歯の延命につながる一助となれば幸いである。

2024 年 9 月吉日

陶山新吾

CONTENTS

CONTENTS

CONTENTS

CONTENTS

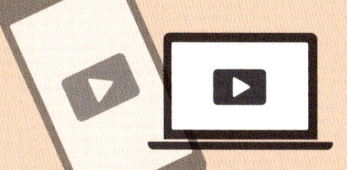

本書収載 "ここが重要" 動画一覧

Chapter 1 これがわかれば必ず上手くいく CLASS II 成功のレシピ

MOVIE 01
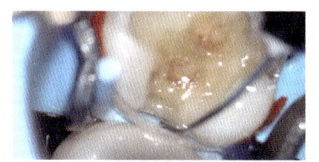
遠心隣接面の充填
▶ P.51

MOVIE 02
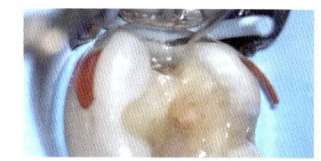
近心隣接面の充填
▶ P.51

MOVIE 03
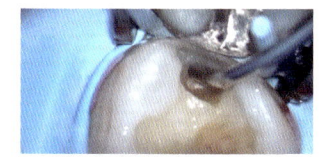
ファウンデーションレイヤーを行う
▶ P.52

MOVIE 04
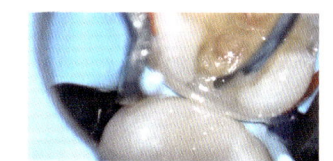
ファウンデーションレイヤーと隔壁
の厚みの確保 ▶ P.53

MOVIE 05
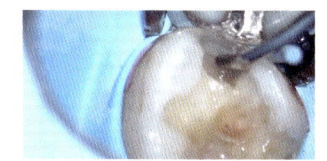
隔壁の厚みの確保 ▶ P.53

MOVIE 06
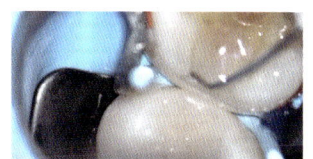
上部鼓形空隙の充填
▶ P.57

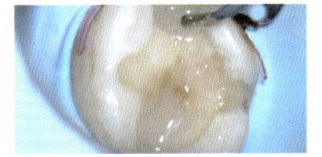

MOVIE 07

裂溝となる位置まで窩底部を充填
▶ P.67

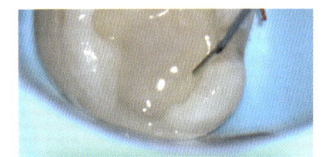

MOVIE 08

咬頭を充填するために地図のような
状態を作る　▶ P.69

Chapter 1 これがわかれば必ず上手くいく CLASS II 成功のレシピ

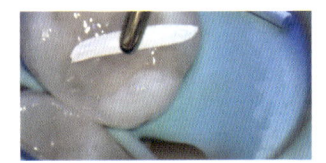

MOVIE 09

遠心口蓋側咬頭の充填
▶ P.74

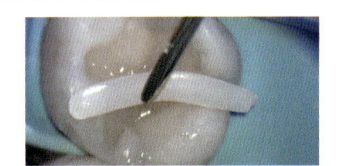

MOVIE 10

近心口蓋側咬頭の充填
▶ P.77

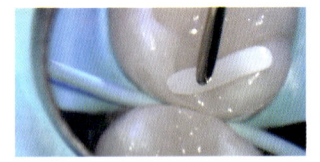

MOVIE 11

遠心頬側咬頭の充填
▶ P.77

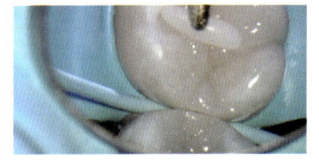

MOVIE 12

近心頬側咬頭の充填
▶ P.77

MOVIE 13

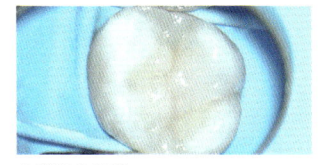 

充填後の状態
▶ P.78

Chapter 2 これがわかれば必ず上手くいく CLASS Ⅲ 成功のレシピ

MOVIE 14

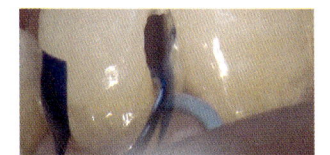 

歯頸部の充填
▶ P.109

MOVIE 15

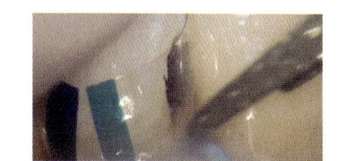 

歯間離開用器具を装着して隣接面を
充填　▶ P.114

MOVIE 16

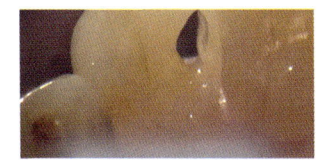 

口蓋側を充填するための前準備
▶ P.116

MOVIE 17

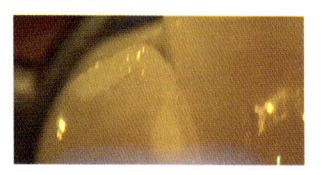 

口蓋側の充填
▶ P.118

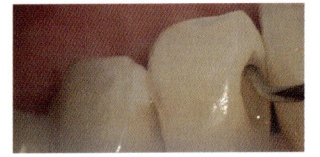

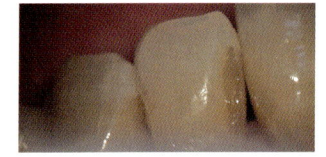

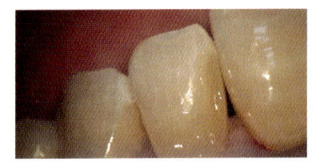

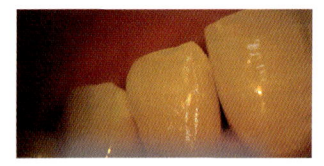

Chapter 3 これがわかれば必ず上手くいく CLASS IV 成功のレシピ

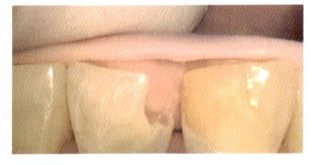

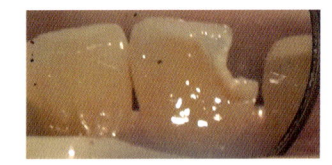

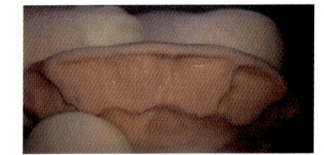

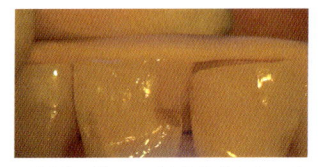

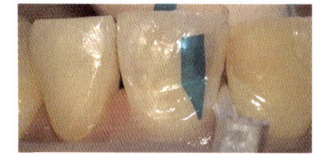
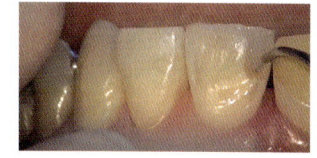
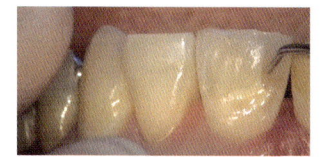
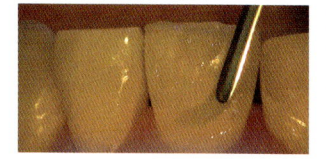
Chapter 3 これがわかれば必ず上手くいく CLASS IV 成功のレシピ

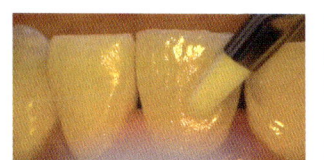
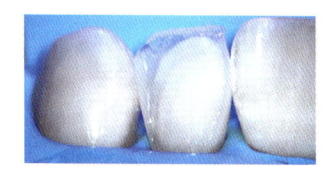
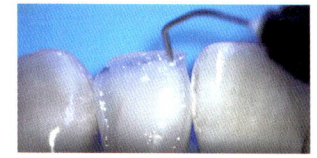
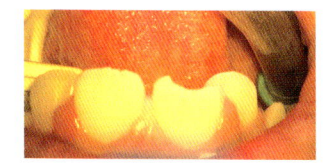

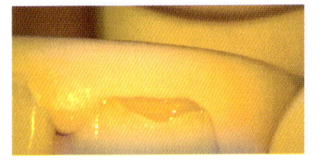
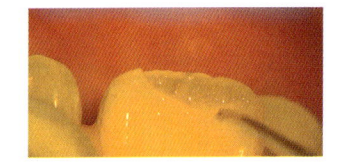
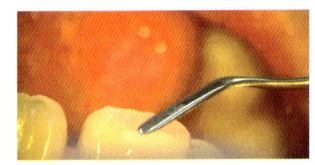
Chapter 4 これがわかれば必ず上手くいく CLASS Ⅴ 成功のレシピ

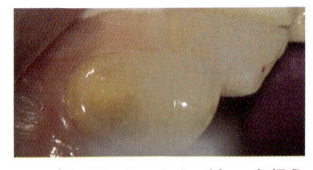
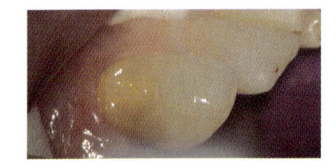
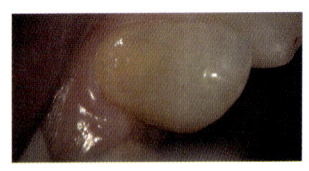

Chapter 1

これがわかれば必ず上手くいく

CLASSII
成功のレシピ

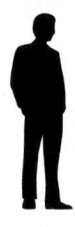

> トレーニングを積んで慣れるまでは、
> いきなり臨床で行うことは避けたい

　CLASS II は、①咬合に大きく関与している、②コンタクトポイントの付与が難しい、③隣接面下の適合が不良だと修正ができないため、**コンポジットレジン修復で最も難易度が高い**と言える。そのため、しっかりトレーニングを積んで慣れるまでは、臨床で実践することは避けたい。失敗した時に患者の被る不利益が大きすぎるからだ。

　CLASSII を攻略するポイントは、隣接面の隔壁を形成し CLASSII を CLASS I に変えてから咬合面の充填を行うことである。誰もが安全に行え、結果をだすことのできるテクニックについて本 Chapter で解説したい。

CLASS II のためのトレーニングアドバイス

1　根管治療を行う際の『隔壁形成』でのトレーニング

　まずは、模型を用いてトレーニングを行う。模型で結果を出せるようになり、臨床で挑む場合は、根管治療を行うための前準備である隔壁形成をコンポジットレジンを用いて行い、レジンと歯質の移行充填やコンタクトポイントの回復を兼ねたトレーニングを行うことを勧める。仮に結果が出せなかった場合でも、根管治療後に歯冠補綴治療を行うため問題にはならないだろう。ただし、トレーニングを行った際には必ず再評価を行い、次に繋げるように努める。

2　隣在歯をプロビジョナルレストレーションに変更した状態でのトレーニング

　図 1-1 では、下顎左側第二大臼歯の MOB 窩洞をコンポジットレジン充填を行い、コンタクトポイントを回復する計画である。隣在歯である下顎左側第一大臼歯を間接法で歯冠補綴治療を行う予定であるためプロビジョナルレストレーションに変更している。この状態で充填を行い、充填後にフロスを通しコンタクトポイントが回復できていることと、プロビジョナルレストレーションを除去し隣接面の充填がステップなく移行的な充填が行われていることを確認する。レジ

ンが歯質と不適合の場合は、プロビジョナルレストレーションを除去した状態で形態修正と研磨を行うことができる。また、コンタクトポイントの回復ができていなかった場合は、歯冠補綴装置にてコンタクトポイントを回復することができる。隣在歯をプロビジョナルレストレーションに変更した状態でトレーニングを行い、コンタクトポイントの回復と隣接面の移行充填が常に達成できるようになれば、様々な状態での症例に対応できるようになる。

3 咬合面の解剖学的形態を熟知するためのトレーニング

　NISSIN のホームページに各種模型歯の展開図が掲載されており、ダウンロードは無料で行える（**図 1-2a**）。展開図をダウンロードし keynote 上で咬合面をマスキングする（**図 1-2b**）。マスキングした図をプリントアウトして解剖学的形態の特徴を覚えるトレーニングを、筆者は何度も繰り返し行った。

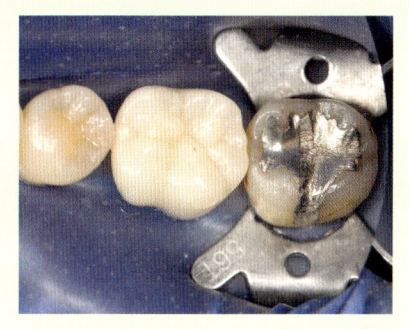

図 1-1　下顎左側第一大臼歯をプロビジョナルレストレーションに変更し、下顎左側第二大臼歯の MOB 窩洞の充填を行いコンタクトポイントを回復する。

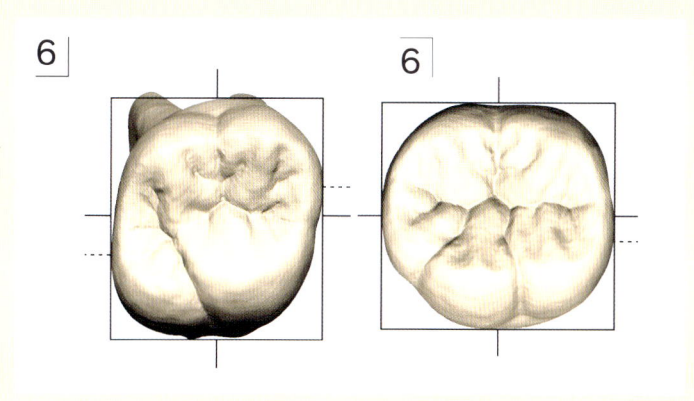

図 1-2a　ダウンロードした展開図（ニッシンのホームページより）。

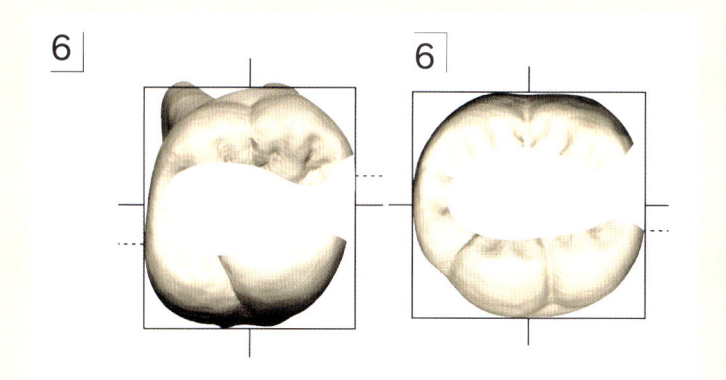

図 1-2b　咬合面をマスキングした展開図（ニッシンのホームページより）。

基礎資料を採取する

　修復治療を行う前に、なぜ治療が必要になったのか、原因を追究することが重要である。根本的な原因を除去することが、再治療の時期を遅らせることにつながると考えるからである。本Chapter モデル症例では主訴の上顎左側第一大臼歯の治療を行うにあたり、口腔内写真、顔貌写真、デンタルエックス線写真、スタディモデル、歯周組織検査、顎機能検査を行う。

　検査をもとに主訴の歯から、①隣在歯、②対合歯、③反対側臼歯、④前歯、⑤歯列弓、⑥顎関節、⑦顔貌、⑧姿勢と対象範囲を広げて診断していく[1]。診断の結果である現在の問題点、問題を引き起こした原因、改善するための方法を患者に説明し、患者の希望をとりいれながら治療方針を決めていく。

　治療方針が決まり患者が治療を希望したら、立てた治療方針が妥当かどうかを確認するために模型を半調節性咬合器に付着して診断用ワックスアップを行う。顎関節の診断のためにパノラマエックス線写真、歯科用 CBCT 画像・MRI 画像を撮影するなど、追加の検査を行うこともある。

　本 Chapter のモデル症例の場合、現在の状態を引き起こしている原因は、プラークコントロールの不良、不適合修復物、咬耗による犬歯ガイドの欠落、ブラキシズムと診断した。治療開始前に、う蝕に対する患者教育と口腔内細菌叢の改善を行った。不適合修復物は、マイクロスコープを使用して精密な充填を行い、プラークコントロールを行いやすい環境に改善することにした。犬歯は I 級関係であったため、犬歯の咬耗部分にコンポジットレジンにてビルドアップを行い、臼歯離開を獲得することにした。ビルドアップを行ったコンポジットレジンの咬耗の経過観察を行い、早期に過度な咬耗により臼歯の干渉を認めるようであればセラミックに変更し、経年的に咬耗していくようであれば再度コンポジットレジンにてビルドアップを行っていくこととした。修復治療後は、ビルドアップを行ったコンポジットレジンの咬耗を最小限にとどめるために、プロテクションスプリント（ナイトガード）を装着し経過観察を行うことにした。

重 要 ▶▶ 問題を引き起こしている原因を追求する

　本 Chapter で提示するモデル症例は、28 歳、女性。う蝕治療を主訴に来院された（**図 1-3a 〜 c**）。患者は、幼少期からう蝕治療を頻繁に受けており、成人になってからも修復物の脱離と二次う蝕を繰り返し、その度に修復治療を受けていた。度重なる再治療に不安を感じ、今回はできるだけ歯を温存し、しっかりとした治療を受けたいとのことであった。患者の希望と年齢から今後の再治療の頻度を考慮し、今回はすべての修復治療を MI の観点から、可能な限り歯質を温存できるコンポジットレジン修復で行うことにした。

＜初診時：本 Chapter モデル症例＞

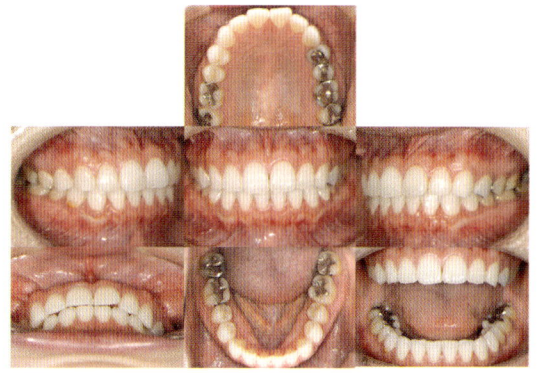

図 1-3a　口腔内写真。

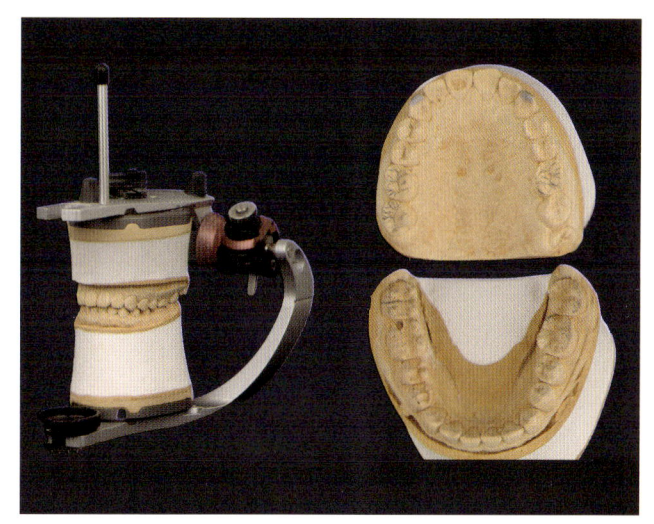

図 1-3c　スタディモデルを咬合器に装着し、診断する。

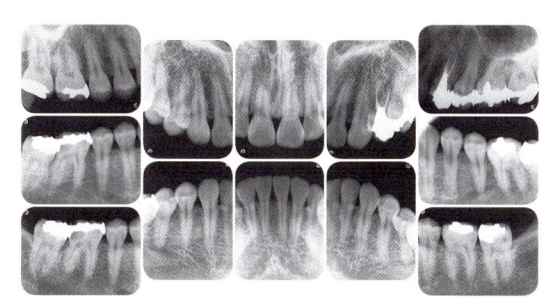

図 1-3b　デンタルエックス線写真。

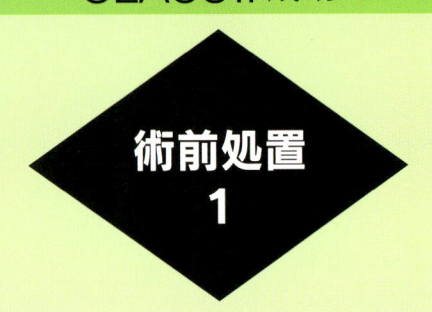

術前処置 1

模型診断：術前の模型診断が治療の成否を決める

　CLASS Ⅱ では、窩洞にコンポジットレジン充填を行い解剖学的形態を回復するだけではなく、咬合接触点を回復する必要がある。そのため、主訴部位の処置だけではなく、対合歯との咬合関係の診断を行うことが必要である。また、隣接面形態の連続性も考慮する必要がある。そして、充填を行ったコンポジットレジンを維持させるためには、側方運動時の過度な干渉を排除しておくことが重要だと考える。そのため全顎的な診断が必要となる。

　図 1-4 は、臼歯の診断用ワックスアップを行ったものである。筆者は、診断用ワックスアップをすべて自分で行っている。コンポジットレジン修復治療のみならず、歯冠補綴治療を行う場合も、補綴装置形態のイメージを歯科技工士に伝えるために、上手くはないが自分でワックスアップを行う。その後、歯科技工士に修正を入れてもらい、プロビジョナルレストレーションなどに反映させている。

　コンポジットレジン修復を行う場合は特に自分で診断用ワックスアップを行っていないと、口腔内で付与したい形態を造形することは困難である（**図 1-5**）。筆者は、コンポジットレジン修復を行う際の診断用ワックスアップは、形態の改善のためにワックスでビルドアップは行うが、形態修正の場合には模型を削合することは避けている。形態修正を行いたい部位にはマーキングをし、どの程度修正を行うかのイメージをしている。元の形態が残っていることで、最初の診断から処置を行うギリギリの時間まで、何度も模型を観察し付与したい形態をイメージし準備をしている。この術前の模型診断が治療の成否を決めることになる。

重要 ▶▶ 診断用ワックスアップを活用する

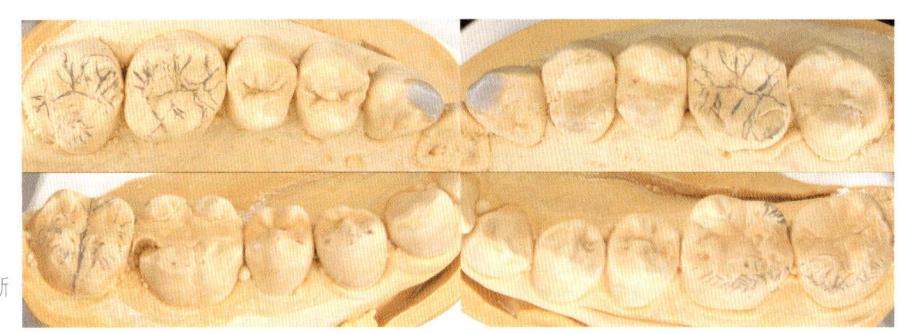

図 1-4 臼歯の診断用ワックスアップ。

図 1-5a,b 術前の修復物には、上顎第一大臼歯の解剖学的形態とは反して、主裂溝に十時の形態が付与されていた（**図 1-5a**）。この状態から**図 1-5b** のようにどの位置に裂溝と隆起を付与するかをイメージし作図していく。**図 1-5a** の緑線部分は、咬耗によりフラットな形態になっている。**図 1-5b** の青線部分の形態修正を行い、赤点部分が咬頭頂になるようにしながら、緑点部は歯質で、青点部はレジンで咬合接触点を獲得する。黄色点部は咬合接触していないため、レジンを現状の位置よりもビルドアップすることで、咬合接触点を獲得する。**図 1-5b** の緑線部分は、干渉を避けるためにも積極的に咬合させないよう丸める形態修正を行う計画を立てている。

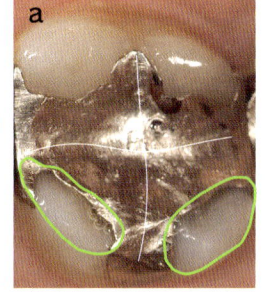
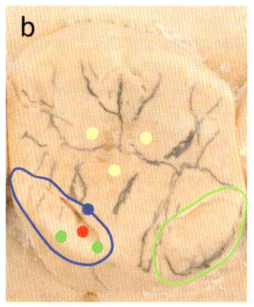

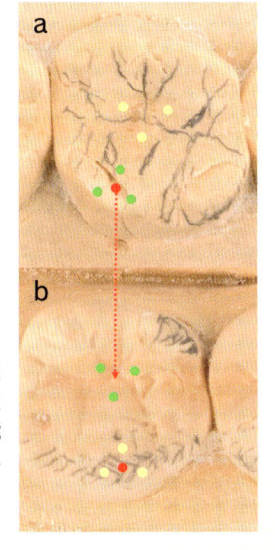

図 1-6a,b 上顎の診断を行うには、必ず対合歯の形態を観察する。上顎の機能咬頭を下顎の窩に向かわせた際に、下顎の形態修正で対応が可能か、もしくは下顎の修復処置を行い、形態の改善を行う必要があるかを診断しておく必要がある。上顎の機能咬頭の形態を決定した後に下顎の中心窩形態で咬合接触を獲得する方が失敗は少ないため、上顎の処置を行ってから下顎の処置を行うことが多い（咬合面形態は文献 [2] を参考に作製）。

咬合接触点と対合関係を確認する

術前処置 2

　ラバーダムを装着する前に、咬合接触点の印記と対合関係を必ず確認する。一度行った診断用ワックスアップを術前に再度確認し、模型と口腔内の状態が一致しているかを確認する。

　印記した咬合接触点は数少ない情報源になるため、ラバーダムを装着した後も残しておく。

①咬合接触点が歯質に印記されている場合（図1-7）

　咬合接触点が歯質に印記されている場合は、う蝕除去や形態修正を行う際に残っている咬合接触点を失わないよう注意する。

②咬合接触点が修復物上に印記されている場合（図1-8）

　咬合接触点が修復物上に印記されている場合は、コンポジットレジンを咬合接触点が印記されている高さまで充塡することで、咬合接触点を再現することができる。そのため、残存している歯質を参考にしながら咬合接触点が印記されている高さを三次元的な位置関係でイメージしておく。充塡時は、このイメージをもとに咬合接触点となる隆起をコンポジットレジンにて付与する。

③咬合接触点が歯質と修復物にまたがる場合（図1-9）

　咬合接触点が歯質と修復物にまたがる場合は、歯質側の咬合接触点を残すために修復物除去後、歯質の形態修正を行う。形態修正で咬合接触点を歯質のみに残せない場合（咬耗が進んで面接触をしている場合）は、対合歯の形態修正を行うこともある。

①咬合接触点が歯質に印記されている場合

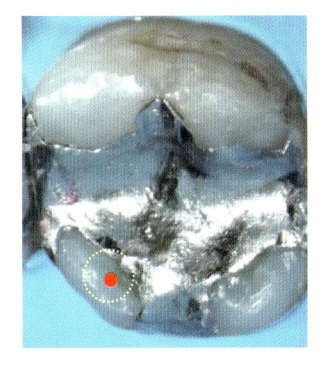

図 1-7 歯質に赤点のように咬合接触点が印記されている場合は、この咬合接触点は必ず温存するよう注意する。

②咬合接触点が修復物上に印記されている場合

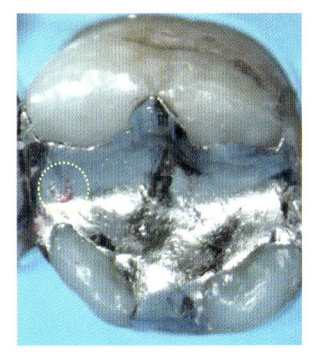

図 1-8 この位置での咬合接触をレジン充填後に必ず再現する。参考となる残存歯質の位置からどの程度の位置に充填すればよいかを確認しておくことが重要である。

③咬合接触点が歯質と修復物にまたがる場合

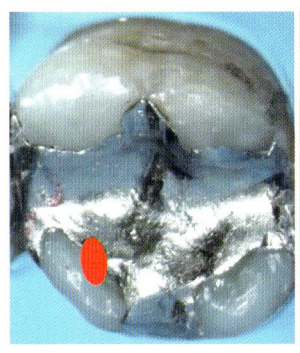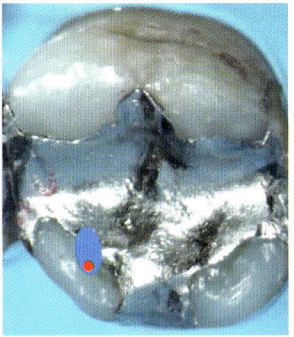

図 1-9 赤点の咬合接触点が、残存歯のみに残るように青部分を削合し形態修正を行う。

術前処置 3 　う蝕除去と形態修正を行う

　う蝕は、ダイヤモンドポイント MI-AL ロングキットを用いて除去する（**図 1-10**）。ミラーテクニックを応用する場合は、ロングシャンクのバーを使用すると、バーがミラーに映り込まず術野を確保することができる。軟化象牙質の除去や歯髄付近に近接している場合は、LM スプーンエキスカベータを使用し硬さを確認しながら除去することで、健全歯質の保全に努める（**図 1-11**）。う蝕除去の確認は、う蝕検知液：カリエスチェック（ブルー）を使用して確実に行う（**図 1-12**）。

　カリエスチェックは、細菌が存在するう蝕象牙質第 1 層のみを染色するため、不染になるまで削除（淡い染色部も削除）することにより、細菌感染がなく再石灰化可能なう蝕象牙質第 2 層を残すことができる。ブルーとレッドが販売されているが、筆者は歯髄付近のピンクスポットと染色部を識別しやすいブルーを使用している。ノズルが長く設計されているため、直接窩洞に滴下することが可能である。しかし、大臼歯の隣接面など直接窩洞に滴下することが難しい部位があるため、筆者はダッペンディシュに数滴滴下して、マイクロブラシを用いて塗布している（**図 1-13**）。

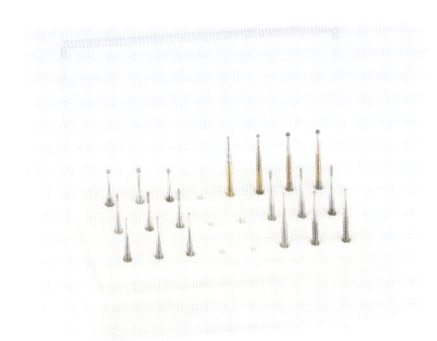

図 1-10　ダイヤモンドポイント MI-AL ロングキット（ホリコ）。

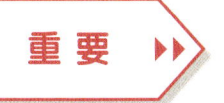

図 1-11　LM スプーンエキスカベータ（白水貿易）。

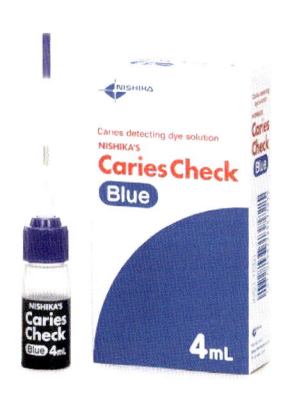

図 1-12　う蝕検知液（カリエスチェック ブルー（ニシカ））。

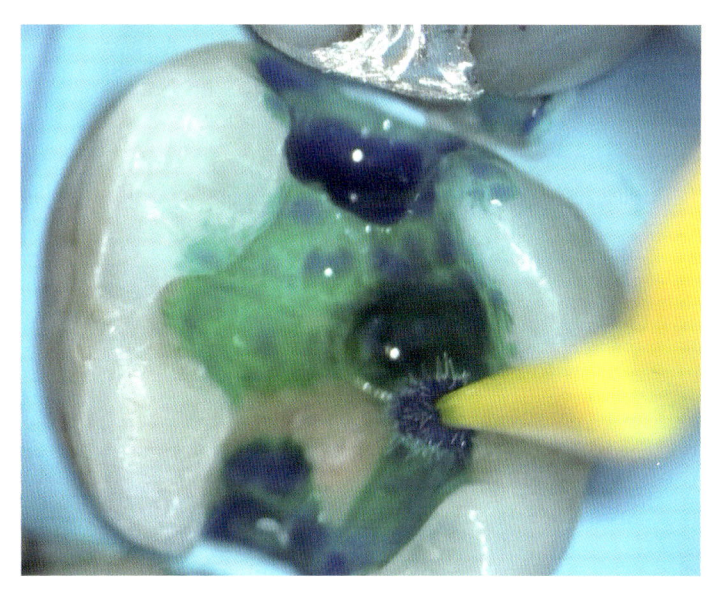

図 1-13　マイクロブラシを用いてう蝕検知液を塗布する。

う蝕除去後のマージン部には、鋭利で細かい凹凸が存在する（**図 1-14a、b**）。そのまま充填を行うと気泡を混入させたり、適合が悪くなる原因になるため、形態修正を行い平坦な面にしておく必要がある。咬頭は咬耗によりフラットな面形態を呈していることが多いため、面形態を凸形態に改善しておく。咬頭の形態修正を行いながら、う蝕除去後の鋭利な歯質を削合しながらベベルを付与しておく（**図 1-14c、d**）。

臼歯部の窩洞形成においてベベルを付与することに否定的な意見があるが、筆者は緩やかなベベルを付与している。臼歯咬合面には多くの隆起と裂溝が混在していることから、バットジョイントで充填することは難しく、レジンが歯質側にオーバーになる経験をしているからである（**図 1-15、16**）。

歯質側にオーバー充填されたレジン部分は、咬合高径が高くなることや側方運動時に干渉を起こすことになる。また、歯質側にオーバー充填されている場合、本来の形態よりも全体的に上方に位置することになり、裂溝が本来よりも上方になる。そのため、咬合調整を行っていくと裂溝は浅くなりフラットな咬合面形態になってしまう。筆者は、このような経験から臼歯部のう蝕除去後には形態修正を行いベベルを付与している（**図 1-16**）。

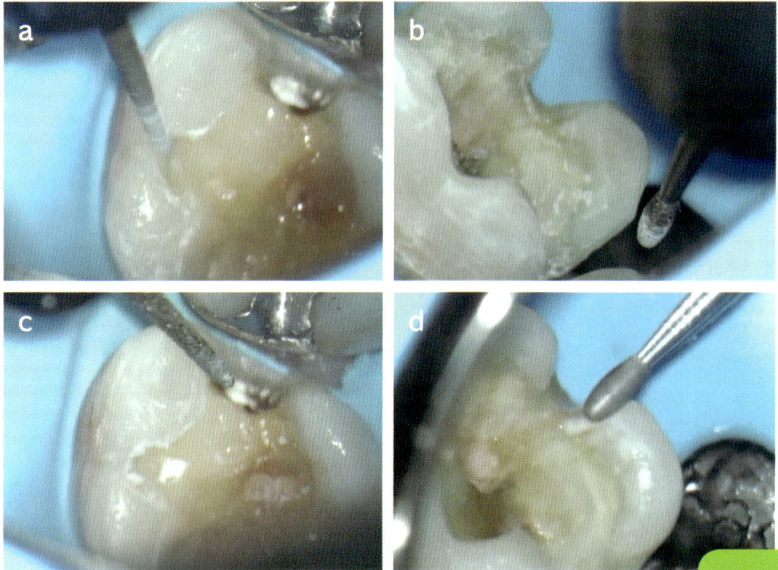

図 1-14a　う蝕除去後の歯質は、鋭利で細かい凹凸が存在する。咬頭は咬耗によりフラットな面形態を呈している。
図 1-14b　鋭利で細かい凹凸部分の形態修正を行いながら、ベベルを付与する。
図 1-14c　使い込んでダイヤモンド粒子が細かくなったバー（メリーダイヤ nmg-4：日向和田精密製作所）を使用する。
図 1-14d　咬頭のフラットな面の形態修正を行いながら、ベベルを付与する。部位によっては（メリーダイヤ nmg-13）を使用した方が形態修正を行いやすいことがある。

臼歯においても、ベベルは付与しておく

ベベルを付与して移行的に充填する

ベベルなしに
レジンをバッ
トジョイント
で充填す
ること
は難しい

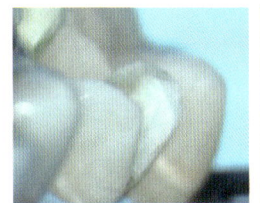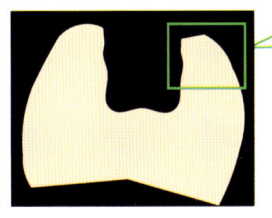

図 1-15a,b う蝕除去後の歯質は鋭利な状態で、咬頭は咬耗によりフラットな面形態を呈している状態。

図 1-15c 拡大した状態。

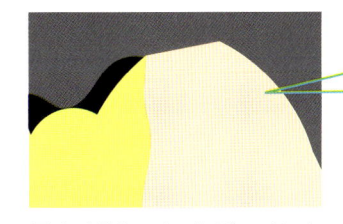

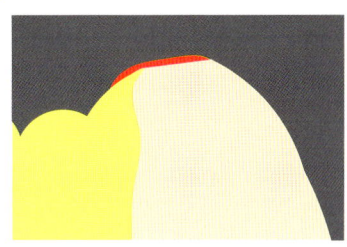

図 1-15d バットジョイントで充填を行っている状態。このような状態に充填を行うことは難しい。

図 1-15e 赤部分がオーバー充填している状態。歯質側にオーバー充填されたレジン部分は、咬合高径が高くなることや、側方運動時に干渉を起こすことになる。充填後に咬合調整・形態修正で改善する必要があるが、多くの時間を費やすことになる。広範囲の形態修正を行うと、時間をかけて付与した咬合面形態が損なわれる結果になる。このような失敗を起こさないようにするために、形態修正とベベルの付与が重要である。

ベベルを付与する　　これで解決

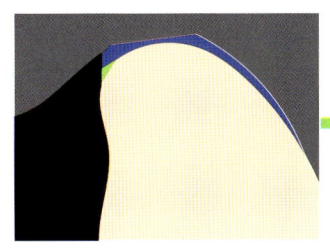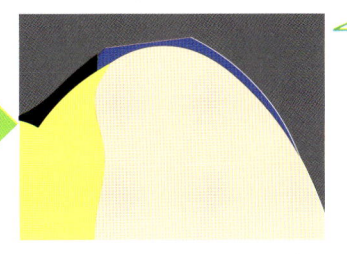

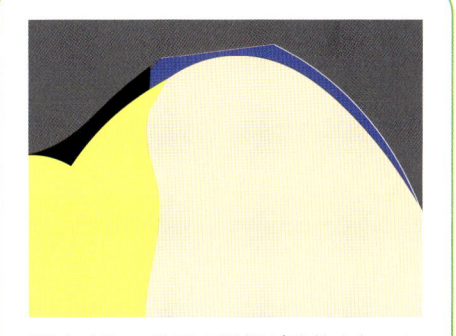

図 1-16a 形態修正（青部分）、ベベル付与（緑部分）を行った状態。

図 1-16b レジン（黄部分）を充填した状態。

図 1-16c 咬頭の形態が改善され、レジンと歯質が移行的な形態になっている状態。咬合調整を最小限に抑えることができ、側方運動時の干渉を回避することができる。

術前処置 4

隣接面充填のための
前準備を行う

隣接面部の充填を行う場合、
①隣接面窩底部におけるレジンの過不足
②気泡の混入
③辺縁隆線部・鼓形空隙の形態不良
④コンタクトポイントがあまくなる

> ここが隣接面充填の一番の山場！
> 馴れないうちは時間がかかるが、
> ここで手を抜いてはならない。
> それが成功の決め手となる

などの失敗を起こしやすい。しかも、これらの失敗は
確認することが難しく、気づかないことが多い。仮に確認できても修正が難しく、処置自体をやり直さなければならないことが多々ある。CIASS II の難易度が高いゆえんである。そのため、このような失敗を引き起こさないための準備をしっかり行うことが重要である。隣接面の充填を成功させるためには、**「マトリックスを歯質にしっかりとフィットさせ、マトリックスのプレカーブをキープしたまま付与したい隣接面形態となるように位置付ける」**ことが、すなわち事前にこの基本形を作っておくことが重要である。このステップを確実に行えないと、その後の充填操作がすべて無駄になってしまう。

また、充填を成功させるためにはマイクロスコープ下で確認することを推奨する。高倍率の拡大鏡では、ほんのわずかな隙間やマトリックスのプレカーブの変形を確認できない。よって、筆者はすべての行程をマイクロスコープ下で行っている。

マトリックスの設置は上手くいかないことが多く、5分以上時間を要することもある。しかし、最も重要なステップであるため妥協せずに時間をかけて、しっかり行っていただきたい。

隣接面の充填を行うために様々な専用器具が紹介されているが、ここでは筆者が使用している器具（**図 1-17 ～ 20**）とその使用ポイントを紹介する。すべての工程でマイクロスコープの使用が難しいようなら、このステップから充填まではマイクロスコープを使用してほしい。

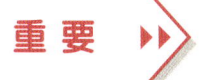
マトリックス

図1-17　アダプトセクショナルマトリック ス・トランスペアレント（透明）（Kerr）。 歯冠 形態に類似したカントゥアが付与されており、 症例に合わせて選択する。

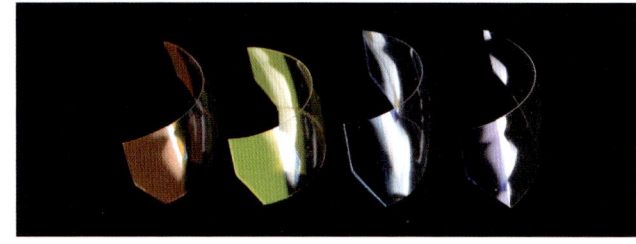

ラバーウェッジ

図1-18　Wedjets LATEX（COLTENE）。 XS（ブルー・現在販売中止）直径0.95mm× 長さ2.1m、S（イエロー）直径1.50mm×長 さ2.1m、L（オレンジ）直径1.80mm×長さ 2.1m、の3種類のサイズがある。

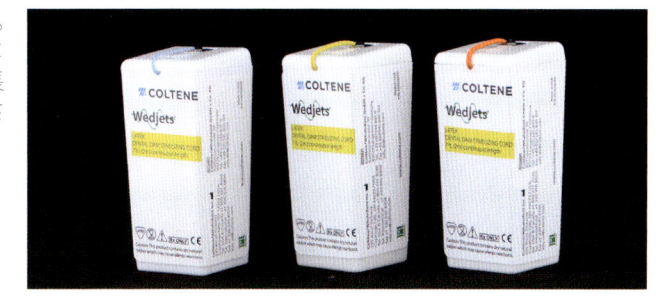

ウェッジ

図1-19　アダプトルーシーウェッジフィン ソール付（Kerr）。 歯間離開とマトリックスを 保持に使用する透明プラスチック製のウエッジ システム。光照射器の光を拡散し、光が到達し にくい隣接面部の重合を可能にする。

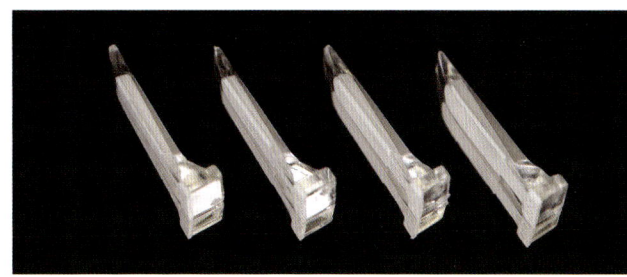

コンタクトリング

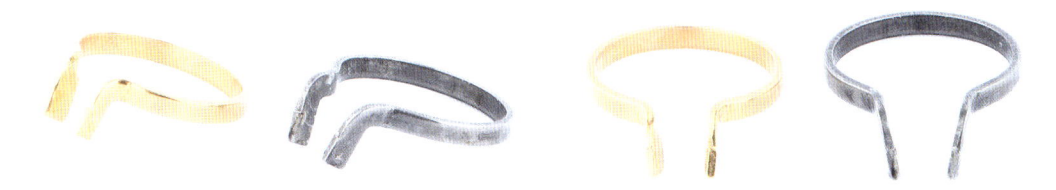

図1-20　歯間離開用コンタクトリング：パインタインリング（ダンビル社/モリムラ）。 把持脚に内向きと外向 きの2種類がある歯科用マトリックスリテイナー。

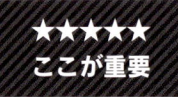

隣接面の充填を成功させるための基本形を以下にあげる。

＜隣接面充填の基本形を作るために必要な器具機材と使用目的＞
①マトリックス（歯冠形態の付与）（**図 1-17**）
②ラバーウェッジ（マトリックスの形態保持）（**図 1-18**）
③コンタクトリング（歯間離開）（**図 1-19**）

基本形は**図 1-21** に示すように、ラバーウェッジを用いてマトリックスのプレカーブ形態を損ねないように歯質にフィットさせ、コンタクトリングを用いてマトリックスの厚み分を歯間離開させる。ラバーウェッジをコンタクトリングで抱え込み、隣接面部のマトリックスを歯質とフィットさせる。これができれば以降の充填はたやすい。

まずは、この基本形にした状態で、P.32、33 で述べるチェック項目①〜⑤が達成されているかを確認する。一つでも達成できていない項目がある場合は、その項目を克服すべくこの基本形をアレンジしていく必要がある。アレンジの方法については、P.37、40 〜 47 を参照して頂きたい。

項目⑤は、達成できなかった場合の対応策はあるが（P.55 〜 59 を参照）、手を尽くしても項目①〜④を達成できない場合は、治療方針を間接法への変更が必要となる。

原則 ▶▶ まずは、隣接面充填を行うための基本形を作ることが大事

コンタクトリング

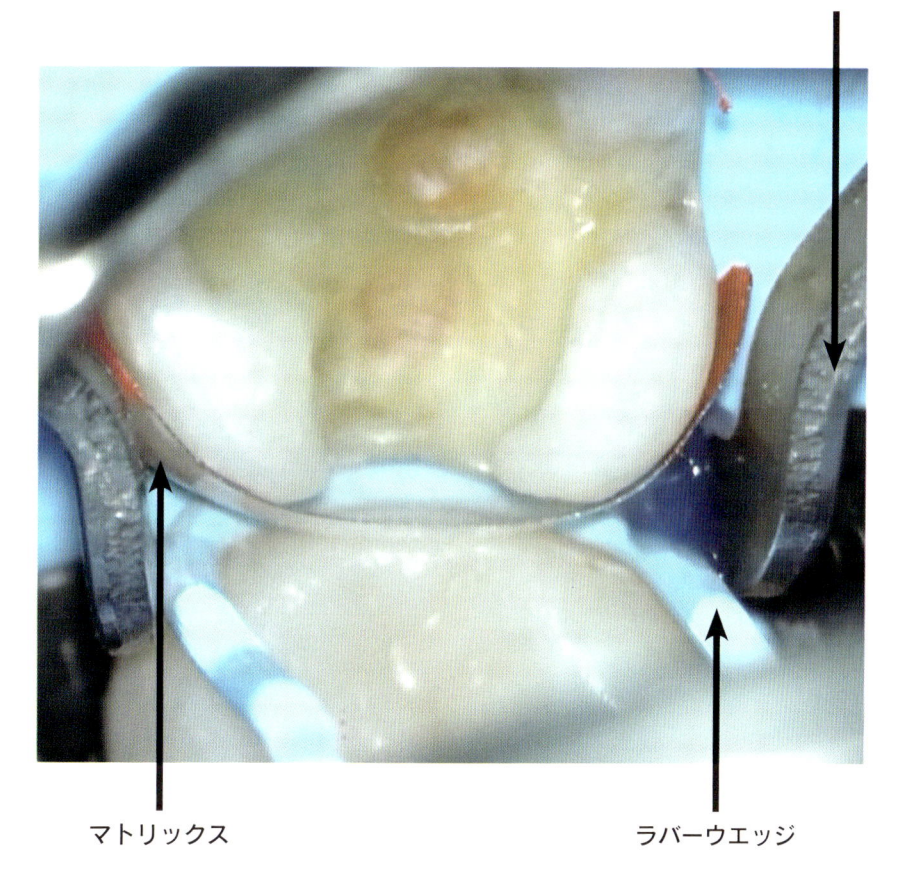

マトリックス　　　　　　　　　ラバーウエッジ

図 1-21 ラバーウェッジを用いてマトリックスのプレカーブ形態を損ねないように歯質にフィットさせ、コンタクトリングを用いてマトリックスの厚み分を歯間離開させる。ラバーウェッジは、コンタクトリングで抱え込み、隣接面部のマトリックスを歯質とフィットさせる。

　上述のようにラバーウェッジを用いてマトリックスのプレカーブ形態を損ねないように歯質にフィットさせ、コンタクトリングを用いてマトリックスの厚み分を歯間離開させる。ラバーウェッジはコンタクトリングで抱え込み、隣接面部のマトリックスを歯質とフィットさせる。この基本形態にできたら、以下の順で隣接面の充填が行えるかどうかを確認していく（**図 1-22**）。

＜チェック項目①～⑤＞
チェック①　マトリックスと窩底部歯質のフィットを確認する
チェック②　マトリックスのプレカーブ形態を損ねていないことを確認する
チェック③　マトリックスが隣在歯のコンタクトポイントと接していることを確認する
チェック④　下部鼓形空隙の形態が相似形になっていることを確認する
チェック⑤　上部鼓形空隙の形態が相似形になっていることを確認する

　最後のチェック項目⑤上部鼓形空隙の形態が相似形になっていないことは多い。付与したい上部鼓形空隙の形態とマトリックスのプレカーブが一致していない場合でも、チェック項目①～④が達成されていれば直接法で処置を行うことは可能である。上部鼓形空隙の形態とマトリックスの形態が一致していない場合の対応策は、P.58 ～ 63 で解説する。
　チェック項目①～④の中で一つでも達成できていない項目がある場合は、直接法ではなく間接法への変更が必要となる。

ここがポイント

隣接面充填を成功させるために必要な５つのチェック項目

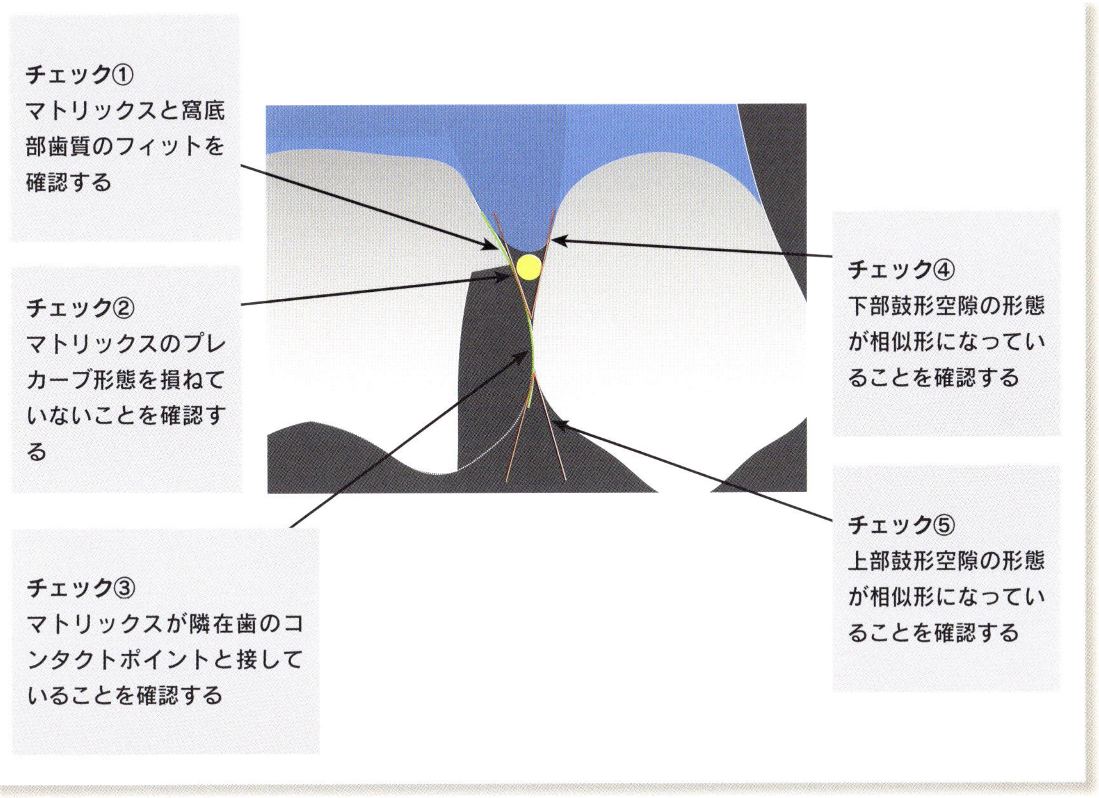

チェック①
マトリックスと窩底部歯質のフィットを確認する
チェック②
マトリックスのプレカーブ形態を損ねていないことを確認する
チェック③
マトリックスが隣在歯のコンタクトポイントと接していることを確認する
チェック④
下部鼓形空隙の形態が相似形になっていることを確認する
チェック⑤
上部鼓形空隙の形態が相似形になっていることを確認する

図 1-22

①～④の項目に一つでも達成できていない項目がある場合は、間接法に方針を変更することを考える。

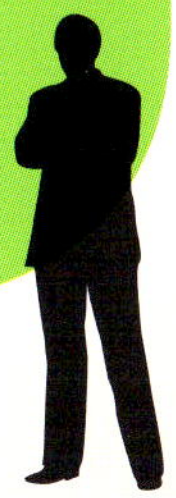

　ベベル付与後に歯面の清掃を終えたら、隣接面の隔壁形成を行うためにマトリックスを設置する。マトリックスは、歯冠形態に近いカントゥアが付与されているものを選択する。筆者は、**アダプトセクショナルマトリックス・トランスペアレント（透明）**を好んで使用している（**図1-23**）。

　アダプトセクショナルマトリックスの厚みは約50μm、メタルマトリックスの厚みは約30μm（商品により異なる：25～75μm）である。メタルマトリックスの方が薄さでは優れているが、一度変形すると元に戻らないのが最大の欠点である。レジン充填後の形態は、マトリックスの形態通りにしかならないため、尖った形に変形してしまうと、充填後に形態修正を行う必要がでてきてしまう。そのため、筆者は変形しにくいアダプトセクショナルマトリックスを選択している。

　アダプトセクショナルマトリックスには、モデレートカーブ（緩やかな曲線）とインクリーズドカーブ（鋭角な曲線）がある他、高径が5.0mmと6.5mmの2種類、幅、まくれ長さが異なる形状のものが揃っており、症例に応じて選択する。臼歯では、基本的にイエローか、オレンジを選択するが、歯冠長が長い症例に対してはブルーを選択することもある。バイオレットは、歯頸部にプレカーブが付与されているため、一見、歯肉退縮のある隣接面歯頸部にフィットしそうだが、コンタクトリングで押さえると変形してスペースができることがあるため、筆者はほとんど使用していない。

マトリックスは付与したい隣接面形態に近いカントゥアのものを選択する

付与したい隣接面形態にあったプレカーブのマトリックスを選択する

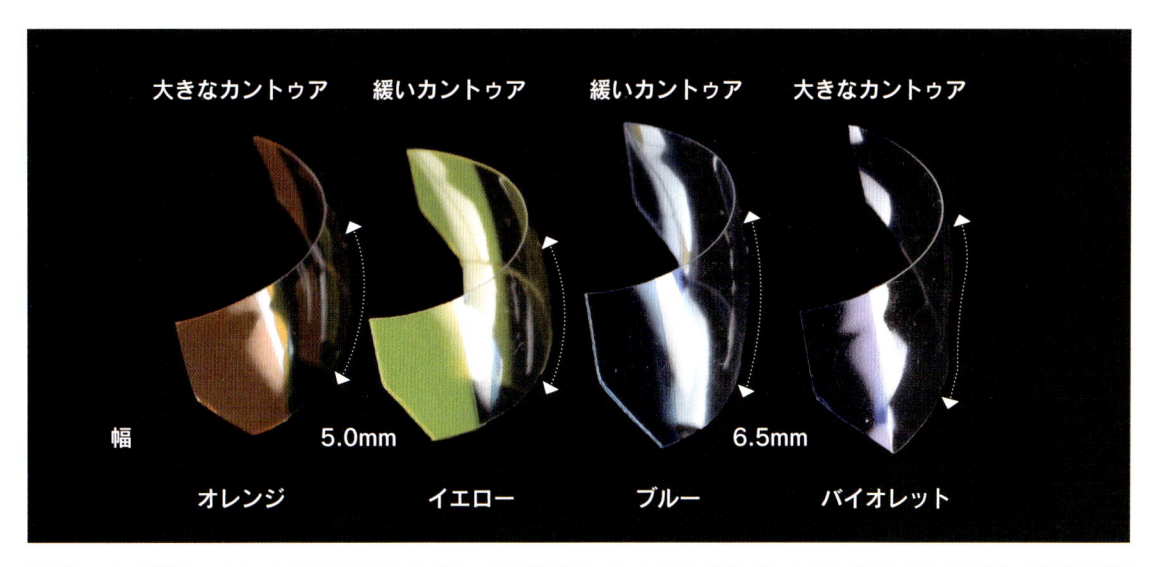

大きなカントゥア　緩いカントゥア　緩いカントゥア　大きなカントゥア

幅　　　　　5.0mm　　　　　　　6.5mm

オレンジ　　　イエロー　　　ブルー　　　バイオレット

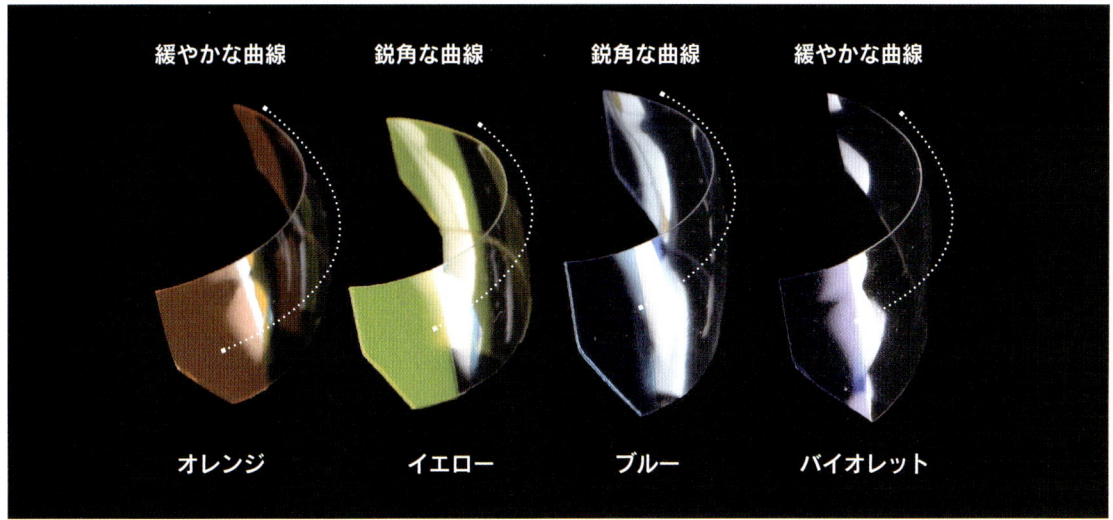

緩やかな曲線　鋭角な曲線　鋭角な曲線　緩やかな曲線

オレンジ　　　イエロー　　　ブルー　　　バイオレット

図 1-23　厚さが 50μm のトランスペアレントを用いる。それぞれにモデレートカーブ（緩やかな曲線）と、インクリーズドカーブ（鋭角な曲線）があり、高さ、幅、まくれ長さが異なる。

マトリックスは、コンタクトポイントから少し歯冠方向に届かせることがポイント

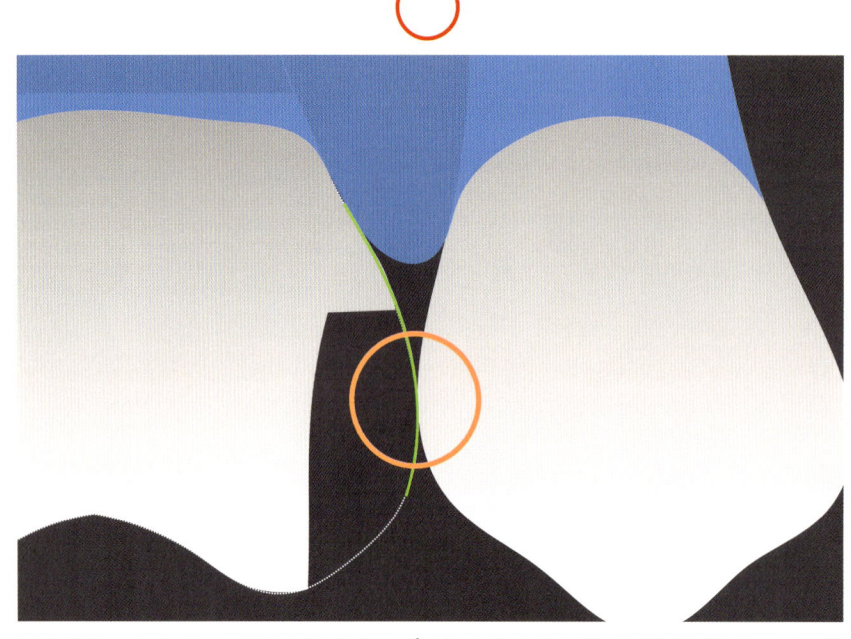

図 1-24a　マトリックスをコンタクトポイントから少し歯冠方向に届かせる。同時に上部鼓形空隙が付与したい形態になっているかを確認する。

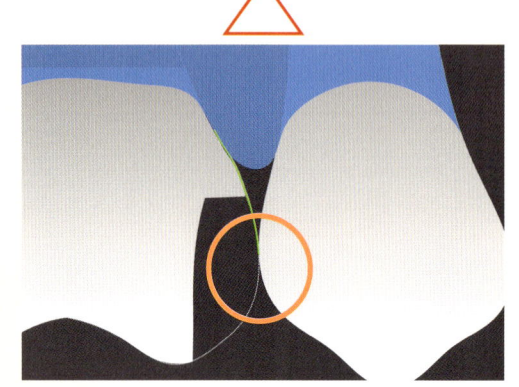

図 1-24b　マトリックスが短いため、コンタクトポイントに達していない。サイズを長いものに変更して図 1-24a の状態に近づける。

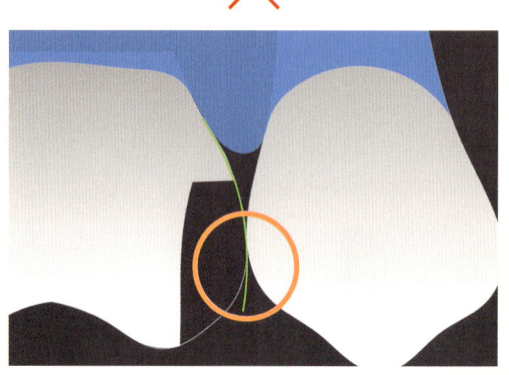

図 1-24c　マトリックスが長いため、上部鼓形空隙の形態に問題がある。調整して図 1-24a の状態に近づける。

? こんな時には ?

マトリックスが窩底部歯質とフィットしない場合の対応策

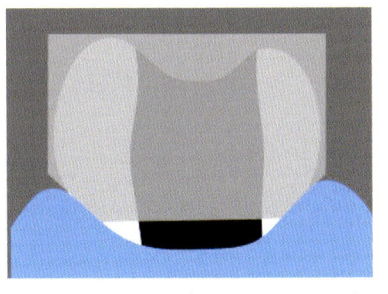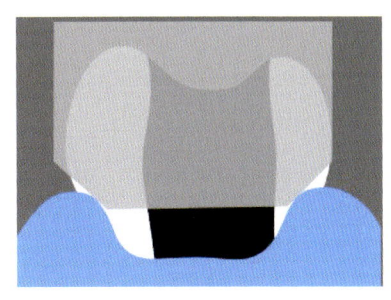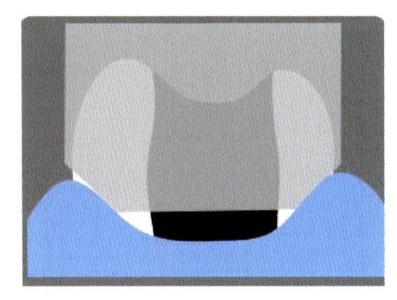

図 1-25a　窩洞が歯肉側に深い場合、マトリックスが頬舌的な歯肉部分にあたり窩底部歯質まで届かないことがある。

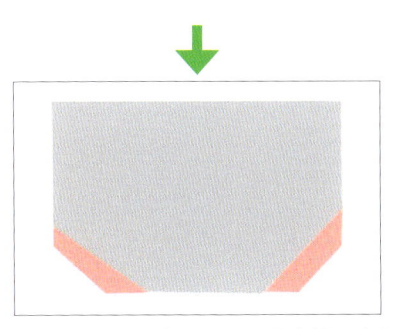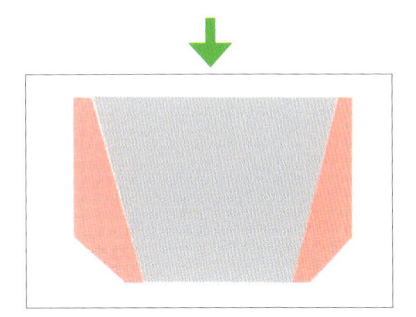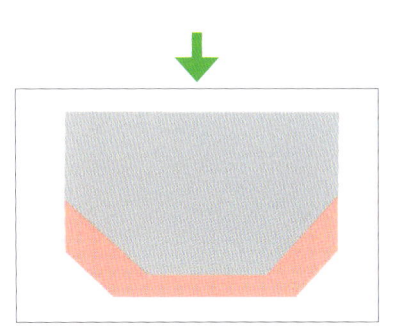

図 1-25b　マトリックスを赤部のように様々な形態に調整して、窩底部歯質とフィットさせる。

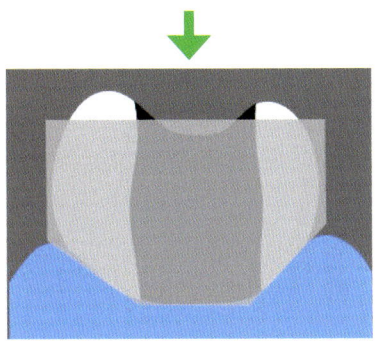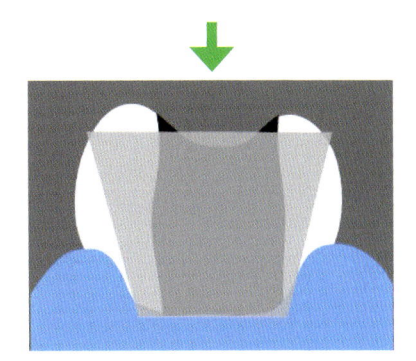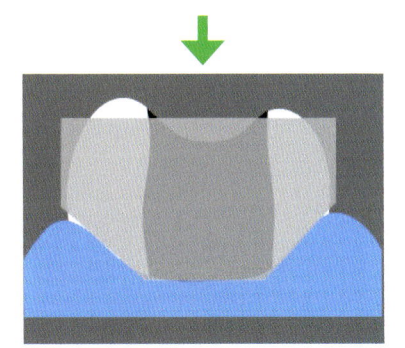

図 1-25c

　マトリックスの選択を終えたら、マトリックスの形態保持に使用するウェッジを選択する。マトリックスの形態保持に使用するウェッジは、ラバー、熱可塑性エラストマー（TPE）、ウッドと素材も豊富で、断面には円形と三角形のものがある。

　筆者はほとんどの症例に対応可能な断面が円形のラバーウェッジ：**Wedjets LATEX** と断面が三角形のウェッジ：**アダプトルーシーウェッジ（熱可塑性エラストマー）フィンソール付**を症例に応じて使い分けている（**図1-26、27**）。

　選択する基準は、う蝕除去後に歯頸部の歯質が十分に存在するか否かである。歯頸部に歯質が存在する場合は、どちらかの断面のウェッジを選択してもかまわない。三角形の断面のウェッジを使用する場合には、マトリックスの保持と歯間離開をさせることができる。一方、断面が円形のウェッジを使用する場合は、マトリックスの保持はできるが、歯間を離開させる効果はないため、歯間離開のためにコンタクトリングを使用する必要がある（P.48参照）。

　歯頸部に歯質が存在しない場合は、ラバーウェッジである Wedjets LATEX を選択する[3]。歯頸部に歯質が存在しない状態で三角形のウェッジを使用すると、マトリックスを変形させてしまうため、そのまま使用することはできない（P.41参照）。歯頸部の残存歯質の高さまで、断面が三角形のウェッジを調整すれば使用できるが、時間がかかるのが欠点である。そのため、筆者はどちらの症例にも対応できる断面が円形のラバーウェッジを使用することが多い。

> ウェッジ選択の基準は、う蝕除去後に歯頸部の歯質が十分に存在するか否かである。

断面が円形のラバーウェッジ、断面が三角形のウェッジを状況に応じて使い分ける

断面が円形のウェッジ

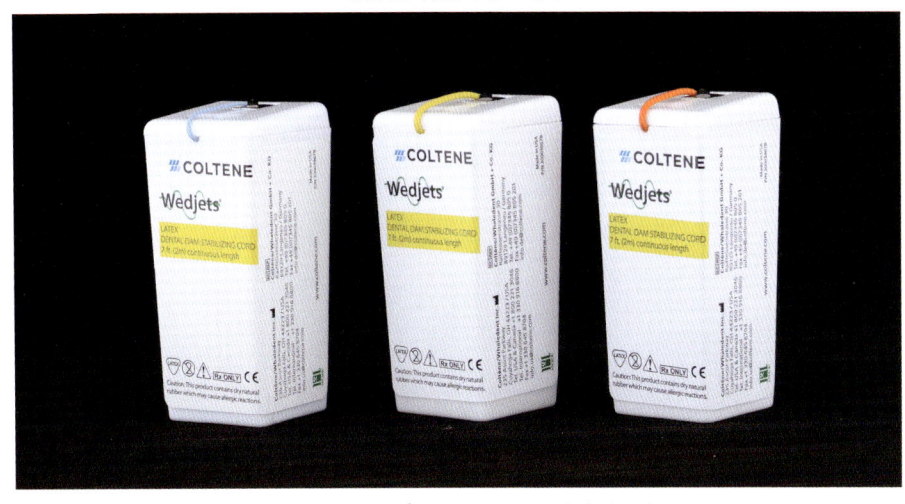

図 1-26 Wedjets LATEX は、XS（ブルー・現在は販売中止）直径 0.95mm×長さ 2.1m、S（イエロー）直径 1.50mm×長さ 2.1m、L（オレンジ）直径 1.80mm×長さ 2.1m。Wedjets ノンラテックスは、S（グリーン）、L（ブルー）。

断面が三角形のウェッジ

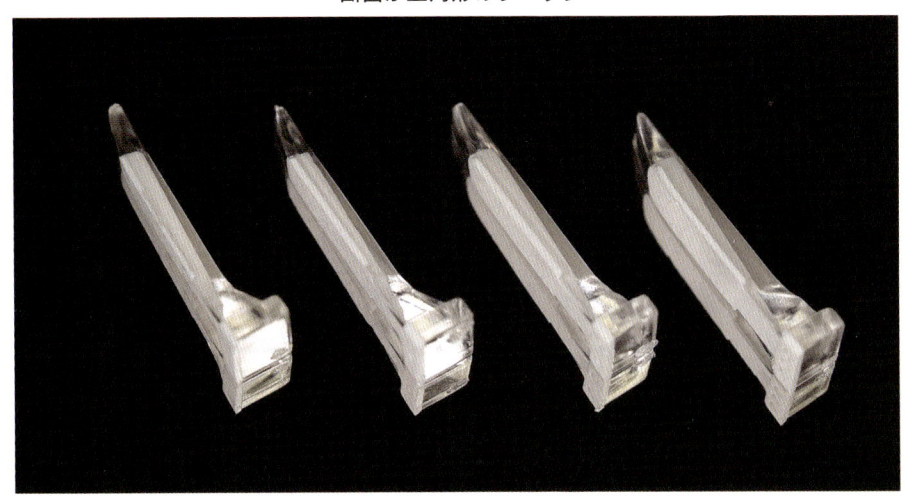

図 1-27 三角形のウェッジ（アダプトルーシーウェッジフィンソール付）。

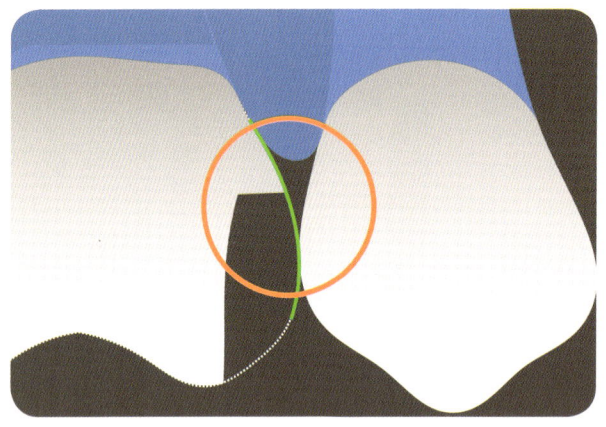

図1-28a 歯頸部に残存歯質が十分に存在する場合。

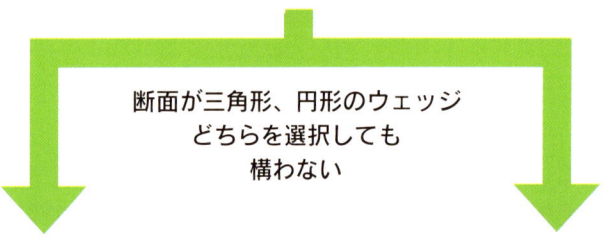

断面が三角形、円形のウェッジ
どちらを選択しても
構わない

断面が三角形のウェッジで保持 or **断面が円形のウェッジで保持**

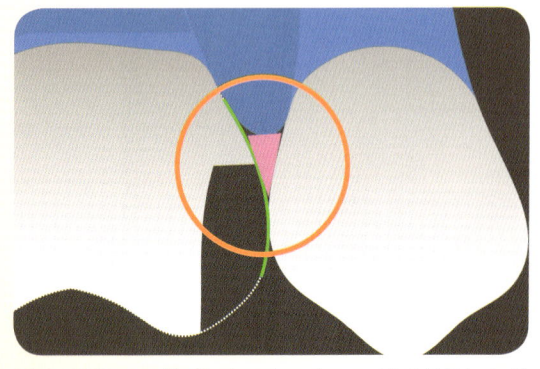

図1-28b アダプトルーシーウェッジで保持した状態。

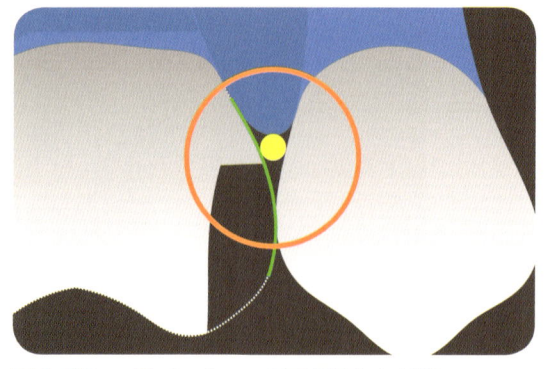

図1-28c ラバーウェッジで保持した状態。

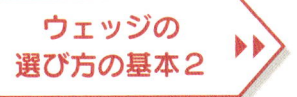

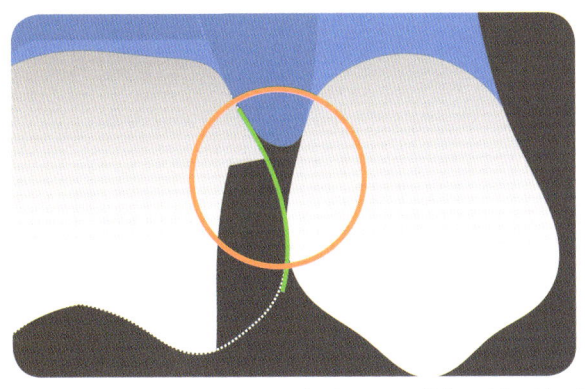 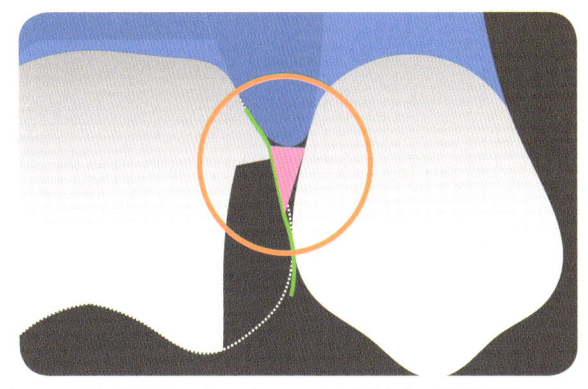

図 1-29a,b　歯頸部に歯質が存在しない状態で断面が三角形のウェッジを使用すると、ウェッジを保持する歯質がないためウェッジがずれる。その結果、マトリックスが変形するため、この状態でレジン充填を行うと陥凹した形態になってしまう。

断面が円形のウェッジで保持

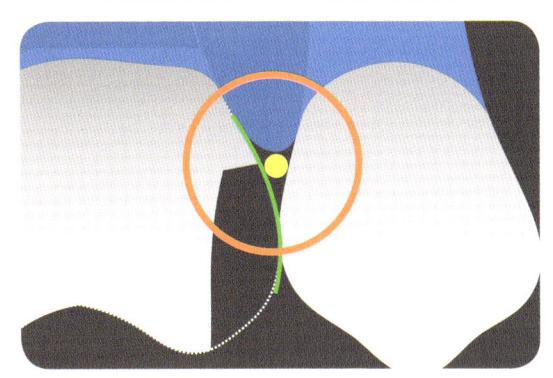

図 1-29c　歯頸部に歯質が存在しない場合は、ラバーウェッジを選択する。

設置したラバーウェッジがマトリックスを適正にサポートできているかを確認し、必要に応じて調整する

マトリックスを設置した後にダイヤモンドピンセットを用いて歯間にラバーウェッジを挿入し、ラバーウェッジがマトリックスを適正にサポートしているかを確認する（**図1-30a**）。マトリックスとラバーウェッジの間にスペースがある場合（**図1-30b**）は、ラバーウェッジを大きいサイズに変更する。フィットしていても**図1-30c**のようにラバーウェッジによりマトリックスの形態を損ねている場合は、3A探針等のインスツルメントで歯肉側にラバーウェッジを押し込んでみる。このようにマトリックスを窩底部歯質中央部とフィットさせることが最も重要となる。このステップが達成されない限り次のステップには進むことはできない。

次に、マトリックスが頬舌側の歯質とフィットしているかを確認する。この時点で、マトリックスと頬舌側の歯質との間にスペースがあったとしても、次の操作であるコンタクトリングを装着することで、頬舌側の歯質とフィットさせることが可能となる。

理想像。マトリックスをラバーウェッジが適正にサポートしている状態

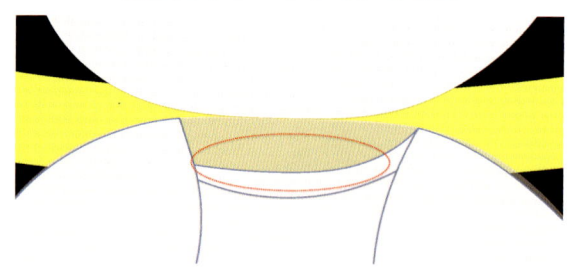

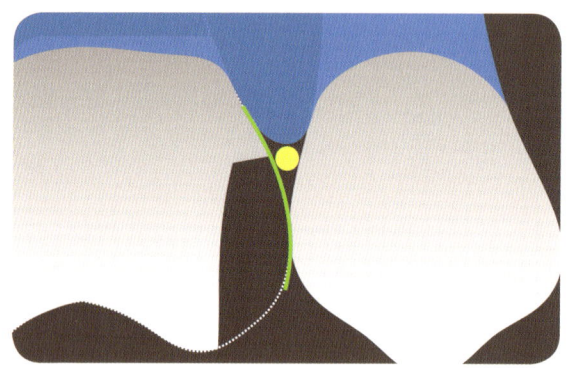

図 1-30a

マトリックスと歯質の間に
スペースがある状態

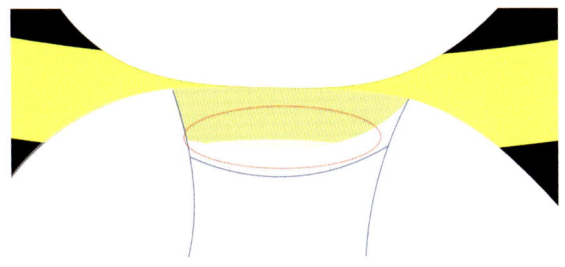

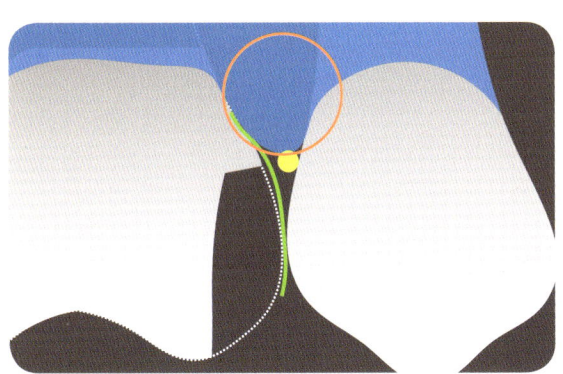

図1-30b

ラバーウェッジがマトリックスを押して
形態を損ねてしまっている状態

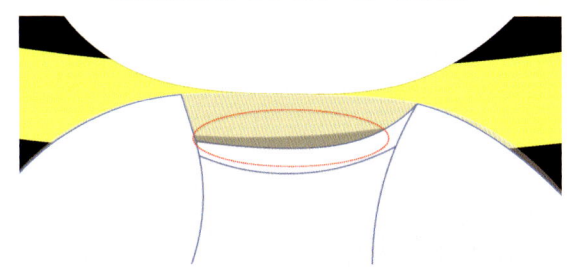

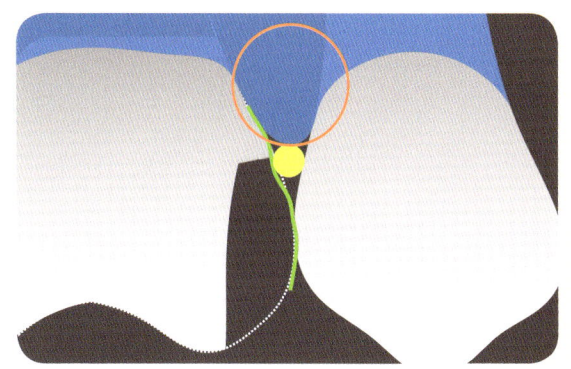

図1-30c

? こんな時には ?

どうやってもマトリックスが歯質にフィットしない場合の対処法

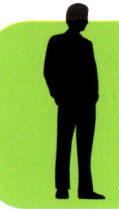

これまで紹介したやり方でどうしてもうまくいかない時には、次の一手を考えよう！　以下のいずれかの方法を試してみよう。フィットが得られるまでとにかく粘れ！

奥の手 1 ▶▶ 断面が三角形のウェッジをコンタクトリングで歯質に押しつけて、マトリックスを歯質とフィットさせる

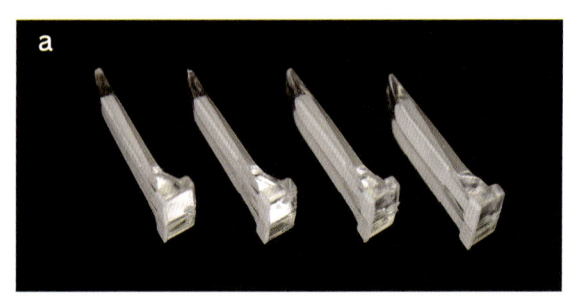

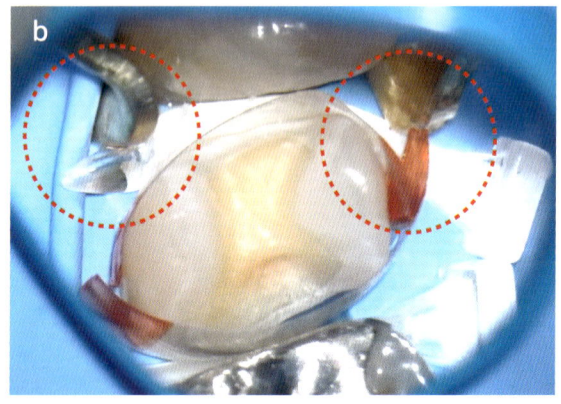

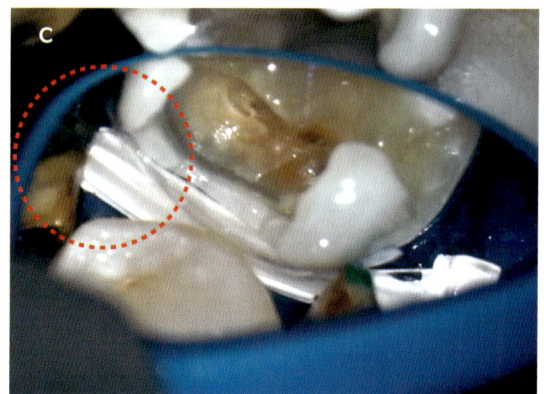

図 1-31a〜c　アダプトルーシーウェッジをコンタクトリングで歯質に押しつけることで（赤点線部分）、マトリックスを歯質とフィットさせる。アダプトルーシーウェッジの両方を押しつける場合（**図 1-31b**）と、片方のみを押しつける場合（**図 1-31c**）がある。

奥の手1でうまくいかない時は、歯科用ラバーダム防湿キットでフィットさせる

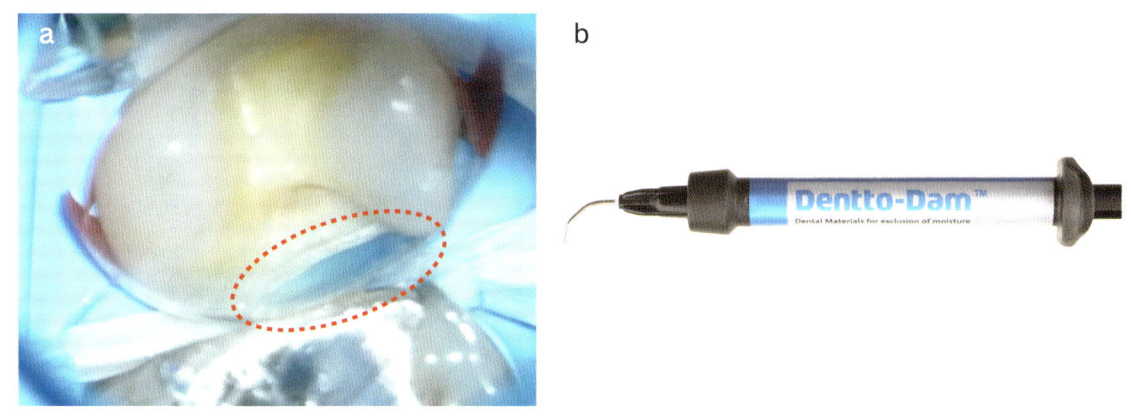

図1-32a,b アダプトルーシーウェッジを設置しても、マトリックスが歯質とフィットしていない場合は、デントダム（フィード）をマトリックスとウェッジの間に流し込み（赤点線部分）、インスツルメントを用いてマトリックスを歯質とフィットさせて硬化させる。術後は、キュレットを用いて容易に除去することができる。マトリックスを固定する目的であれば、充填で用いるレジンでも構わないが、デントダムは青色をしているため、充填後のレジンと判別が容易である。

奥の手2でもだめなら、歯科用隣在歯隔離用テープか、ワッテでフィットさせる

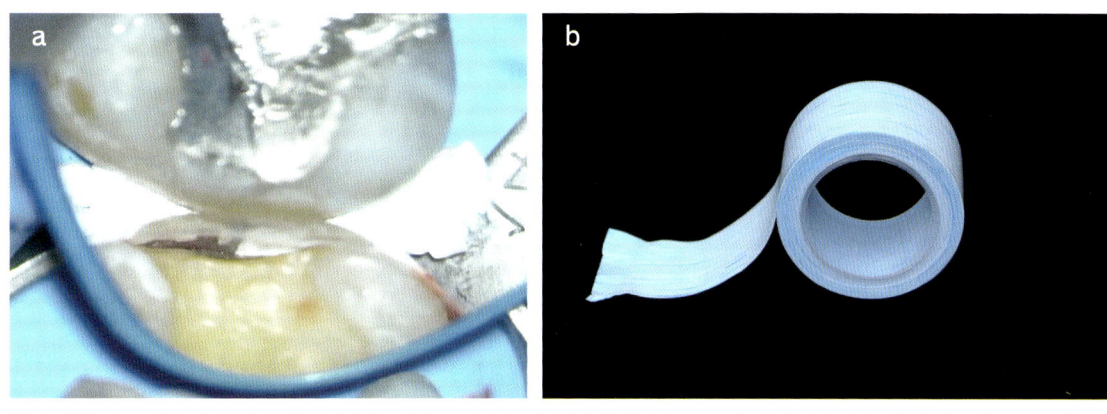

図1-33a,b これまでの対処法を試してもマトリックスを歯質とフィットさせられない場合は、テフロンテープ（TDVアイソテープ：モリムラ）かワッテを使用してみる。マトリックス側から挿入していき、マトリックスを歯質とフィットさせる。物性的にはテフロンテープの方がよいが、3A探針などのインスツルメントによる操作性が悪いため、ワッテを使用することが多い。ワッテは吸水するため、水洗処理後にはしっかり乾燥させるように注意する。

? こんな時には ?

臼歯隣接面に陥凹部があり、マトリックスが歯質とフィットしない場合の対処法

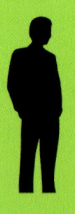

　臼歯隣接面のセメントエナメル境より根尖側の形態は陥凹しているため（図1-34）、マトリックスを歯質とフィットさせることが難しい。図1-35に示すようなスペースができてしまう。このスペースをなくすためにウェッジで抑えるとマトリックスが陥凹してしまう（図1-35）。このような場合は、テフロンテープか、ワッテを挿入してマトリックスを歯質とフィットさせる（図1-36）。水洗処理後の乾燥を考えるとテフロンテープを用いる方が望ましいが、細いインスツルメントによる操作性が悪いためワッテを使用することが多い。ワッテを使用した際には、水洗処理後にしっかりと乾燥させるように注意する。

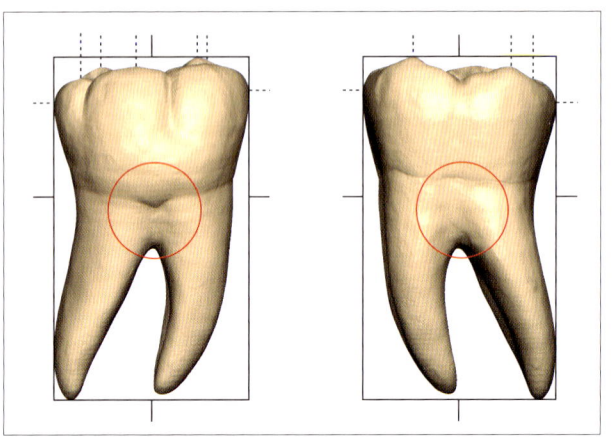

図1-34　歯肉退縮や近遠心的に傾斜した症例では、この部分をコンポジットレジンを用いて形態を改善する必要がある（ニッシンのホームページより）。

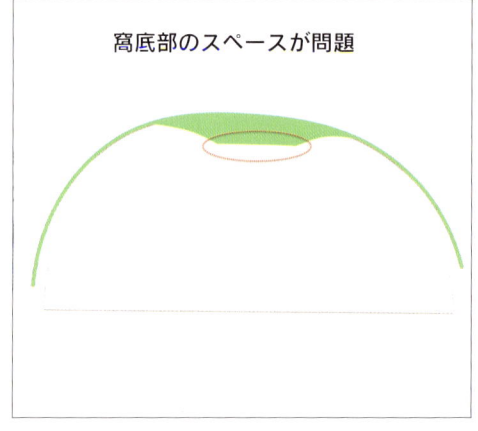

窩底部のスペースが問題

図1-35　陥凹した歯根面にマトリックスをフィットさせようとしても、窩底部にスペースができることがある。

奥の手１・２をトライしてみる

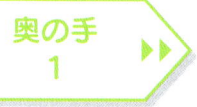 **奥の手 1** ▶▶ 歯科用隣在歯隔離用テープか、ワッテでフィットさせる

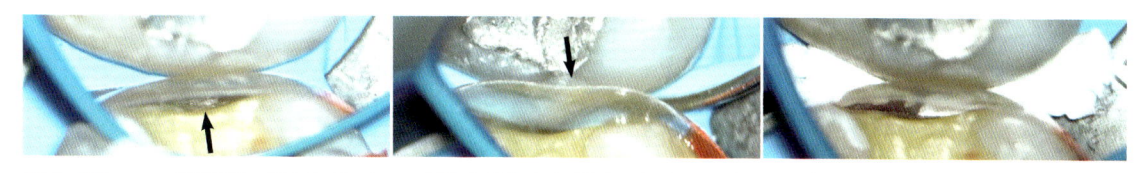

図 1-36a〜c 窩底部にできたスペース（**図 1-36a**）を埋めるために、ウェッジやインスツルメントを用いて抑えると**図 1-36b** のようにマトリックスが変形する場合は、テフロンテープかワッテを使用する。マトリックスを強く抑えすぎて、変形させないよう注意する。

奥の手 2 ▶▶ 奥の手１でもだめなら、根面を形態修正する

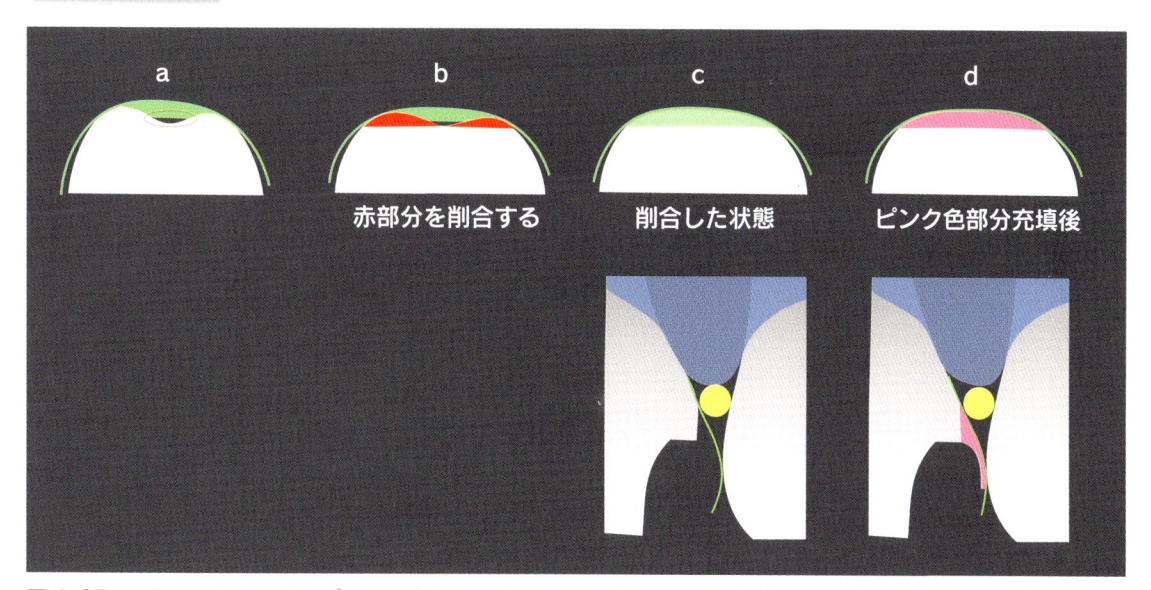

図 1-37a〜d テフロンテープかワッテを用いてもマトリックスを歯質とフィットさせられない場合は（**図 1-37a**）、根面の形態修正を行い対応する。**図 1-37b** の赤部分を削合し、一度根面をフラットな形態に修正する。そうすることで、マトリックスを歯質とフィットさせやすくなる（**図 1-37c**）。マトリックスを歯質とフィットさせたら形態修正を行った部分から、隣接面形態をレジンにて改善していく（**図 1-37d**）。

　歯間離開効果のないラバーウェッジ、歯科用隣在歯隔離用テープ、ワッテを用いた場合、マトリックスには50μmの厚みがあるため、このまま充填を行うとその厚み分だけコンタクトポイントが50μm空くことになる。そこで適正なコンタクトポイントを獲得するために、歯間離開用器具を用いてマトリックス分の厚みを離開させておく必要がある。筆者は**コンタクトリング（バイタインリング・Bitine Ring）** を使用している。他社の歯間離開用器具と比べてシンプルであるが、歯列不正や歯冠長が短い場合でも歯間にはまり込むため、確実に歯間を離開させることができる。

　コンタクトリングには、把持脚が内向きと外向きの2種類ある。隣接面の窩洞の大きさでどちらかを選択する。内向きのリングは、隣接面の頬舌的窩洞が小さい場合に用いる（**図1-38a**）。外向きのリングは、隣接面の頬舌的窩洞が大きい場合でも残存歯質にフィットしてくれる（**図1-38b**）。リングを装着したら、マトリックスを変形させずに歯質に噛み込んでいること確認する。リングを装着する際は、ラバーウェッジをダイヤモンドピンセットを用いて把持し、リングでマトリックスを抱え込むようにする。外向きのリングの把持脚よりも隣接面の頬舌的窩洞が大きい場合は、リングがマトリックスの形態を損ねてしまうため、このままでは隣接面の充填は行えない（**図1-39a**）。難易度が高いため慣れるまでは、外向きのリングを装着してもマトリックスが変形しない大きさの窩洞までにしておいた方がいいだろう。解決策としては、外向きのリングの把持脚が噛み込むためのレジンを先に充填してから、リングを設置する（**図1-39b**）。

外向きリングの把持脚よりも
隣接面の頬舌的窩洞が大きい場合は、難易度が高い

<難易度高>

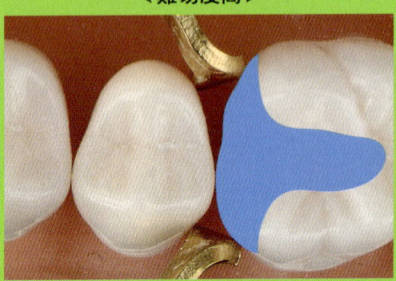

図1-39a　外向きのリングの把持脚よりも隣接面の頬舌的窩洞が大きい場合は、リングがマトリックスの形態を損ねてしまう。

<対応策>

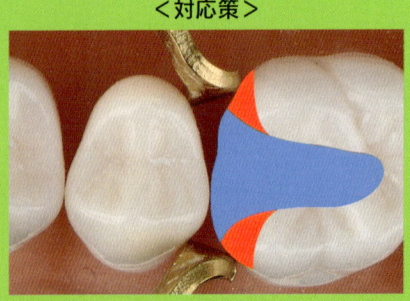

図1-39b　外向きのリングの把持脚が噛み込むためのレジンを赤部分に充填してから、リングを設置する。その際、形態修正を行うことを考慮してコンタクトポイントからある程度距離をおくようにする。

コンタクトリングは隣接面の頬舌的窩洞の大きさで選択する

　コンタクトリングは、遠心側に設置すると充填器がコンタクトリングに干渉し充填操作が行いづらくなることがある。そのため、基本的に近心側に設置する。MOD窩洞の場合は、最初は遠心隣接面に設置して、遠心隣接面の隔壁充填を終えてから、近心側に設置して近心隣接面の隔壁充填を行う。

把持脚が「内向き」のコンタクトリングは、隣接面の頬舌的窩洞が小さい時に選択する（図1-38a）

隣接面の頬舌的
窩洞が小さい時

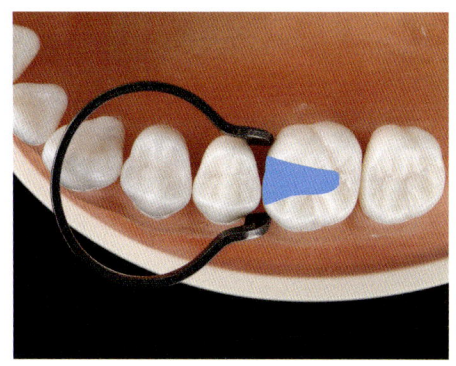 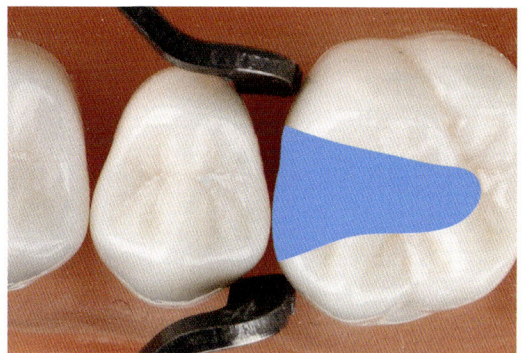

把持脚が「外向き」のコンタクトリングは、隣接面の頬舌的窩洞が大きい時に選択する（図1-38b）

隣接面の頬舌的
窩洞が大きい時

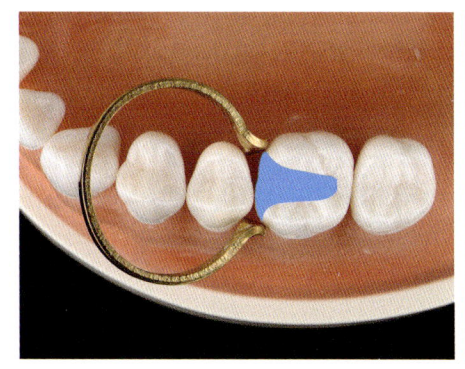 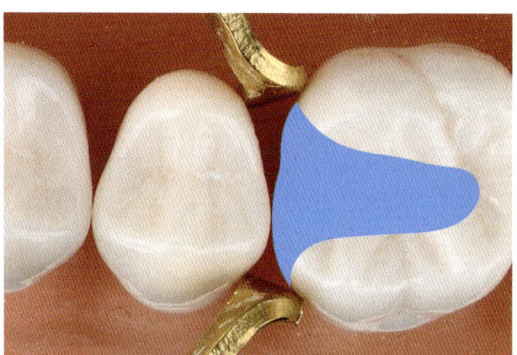

充填ステップ1

隣接面の充填ステップ

STEP 1 歯面処理を行う

　これまでに述べてきた方法でマトリックスの設置を終えたら、歯面処理を行い充填操作に入っていく。マトリックスを設置した後に歯面処理を行うと、マトリックスと歯質の境界部分にボンディング材が貯りやすいため、しっかりエアーブローを行いボンディング層を薄く伸ばしておく。ボンディング層が厚くなると、吸水による色素沈着の結果、褐線が入る可能性が高くなるためである。そのため、マイクロスコープ下でしっかり確認することを勧める。

　マトリックスの設置は、歯面処理後に行う方がボンディング層の観点からすると推奨される。しかし、マトリックスの設置はスムーズに行えないことが多い。マトリックスやインスツルメントが、歯面処理を行った歯面に何度も触れることは、接着の観点からは不利になる。そのため、マトリックスの設置後に歯面処理を行っている。

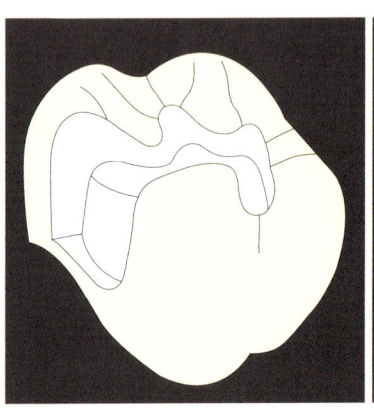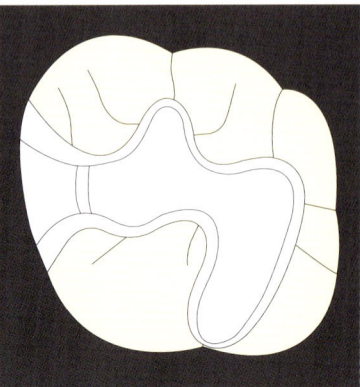

注：実際はマトリックス・ウエッジ・コンタクトリングを装着している状態であるが、充填操作の解説のため省略している。

図 1-40

STEP2　隣接面を充填する　コンタクトポイントより 0.5 〜 1.0mm 上方まで

　隣接面は、27G チップ（**図 1-41a**）の A3 フロアブルレジンを使用し、充填操作のやりにくい部分から気泡を混入させないよう気をつけながら充填を行う。充填範囲は、コンタクトポイントの上部 0.5 〜 1.0mm の位置まで薄く一塊で充填を行う。充填を数回に分けると最初に充填したレジンと次に充填したレジンに必ず境界ができ、その部分にステップができることになる。このステップが、コンタクトポイントから 0.5 〜 1.0mm の位置であれば形態修正を行う器具を到達可能だが、0.5mm よりもコンタクトポイントに接近すると形態修正を行うことが難しくなるため避けたい。コンタクトポイントの下部に設定する場合は、できるだけコンタクトポイントから距離を置くようにしたい。

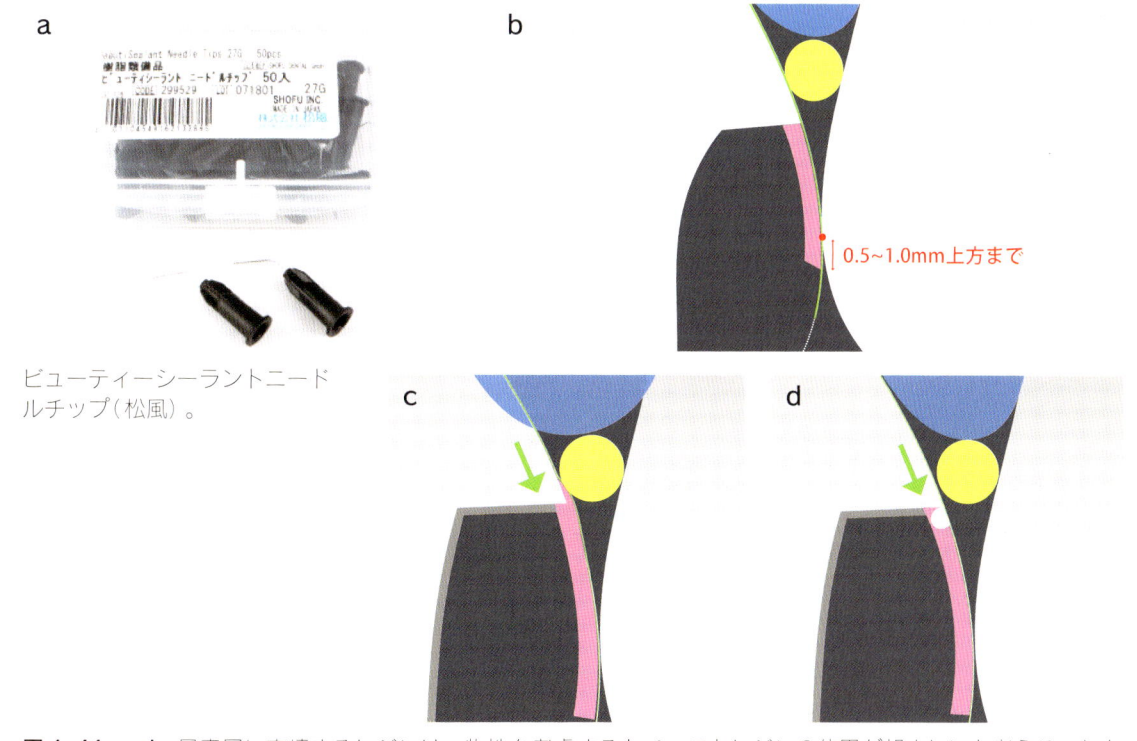

ビューティーシーラントニードルチップ（松風）。

0.5〜1.0mm上方まで

図 1-41a〜d　最表層に充填するレジンは、物性を考慮するとペーストレジンの使用が望ましいと考える。しかし、マトリックスがラバーウェッジを抑える力は強くないため、ペーストレジンをしっかり押し込むように充填を行うと、**図 1-41c** のようにレジンをオーバーさせやすい。逆にオーバーしないようにやさしく充填を行うと、**図 1-41d** のように気泡を混入させやすい。この気泡は、充填中に確認できないことが多く、充填後に確認できた時には対応できないことがある。そのため、筆者はフロアブルレジンを用いて、オーバーしていない、気泡が混入していないことを確認しながら充填を行っている。

STEP3　ファウンデーションレイヤー（ライニング）を行う

　隣接面の隔壁を充填した後、窩底部と側壁部にファウンデーションレイヤー（ライニング）を行う（**図 1-42b、図 1-43b：灰色部**）。ファウンデーションレイヤーとは、歯質とコンポジットレジンとのコントラクション（収縮）ギャップを防ぐためにコンポジットレジン充填の前処置として、フロアブルレジンを窩洞全体に一層（0.2 ～ 0.3mm 程度）塗布し、光重合を行うことである[4]。レジンの充填量が少量であれば色の影響は少ないため、シェードのことは何も考えずに A3 か A3.5 を用いる。

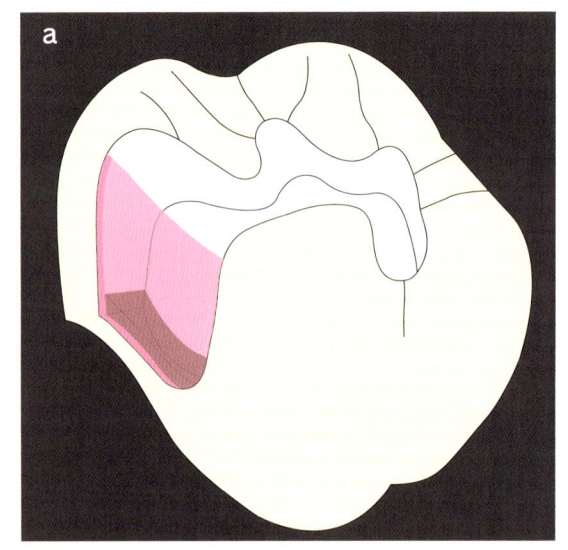 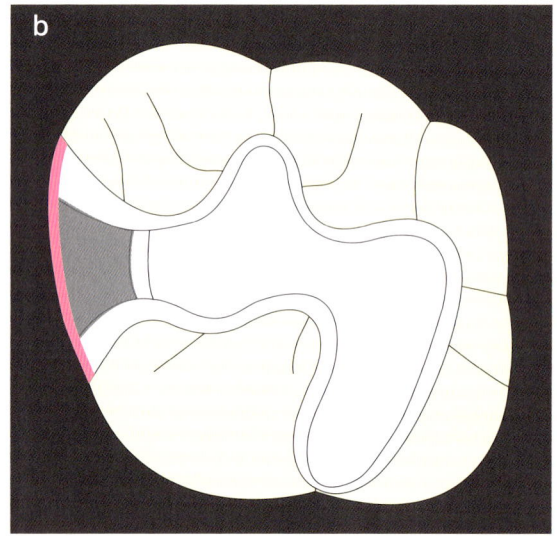

図 1-42a,b

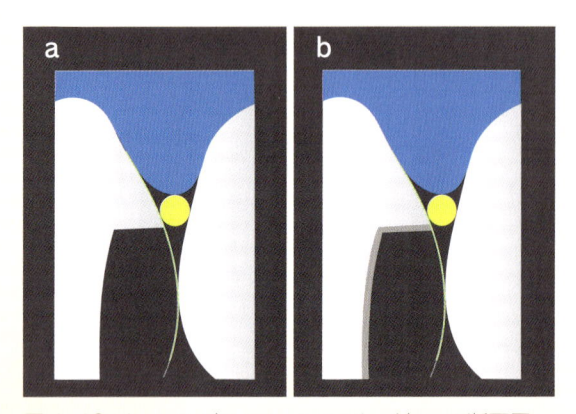

図 1-43a,b　ファウンデーションレイヤーの断面図。

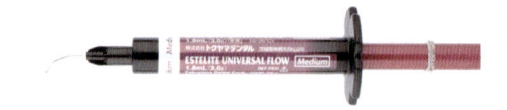

図 1-43c　フロアブルレジン：エステライトユニバーサルフロー Medium（A3 or A3.5）（トクヤマデンタル）。

STEP 4   隔壁の厚みを確保する

　この時点では充填を行った隔壁のレジンは薄い状態であるため、コンタクトリングとマトリックスを外すと、レジンが変形する可能性がある。コンタクトリングとマトリックスは装着したまま、隣接面の窩底部から咬合面の窩底部の位置までレジン充填を行い、隔壁が変形しないように厚みを持たせる（**図 1-44-b、c：紺色部**）。この際、重合収縮を考慮して積層充填を行う。

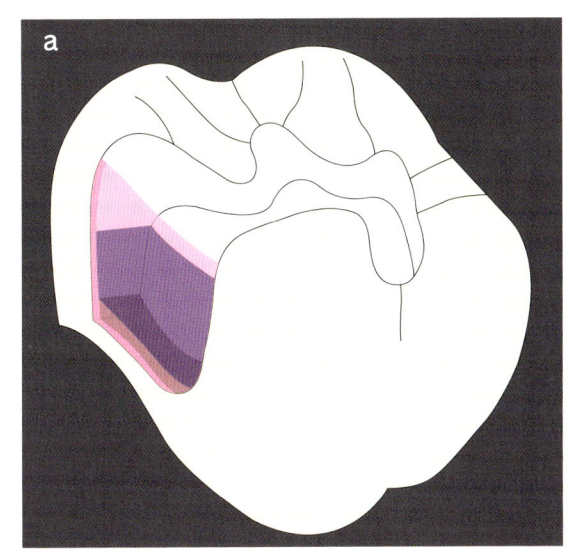 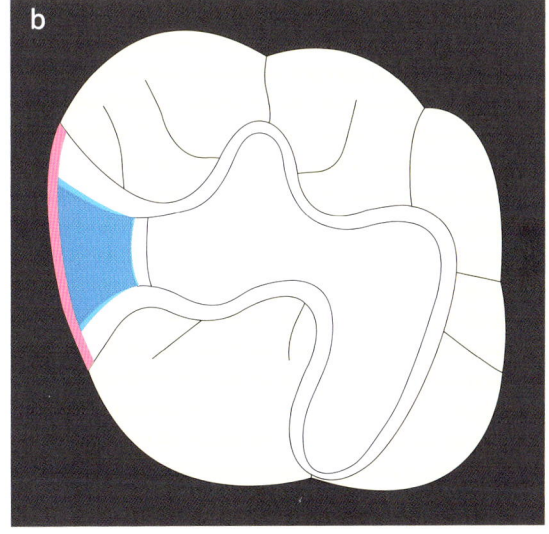

図 1-44a,b

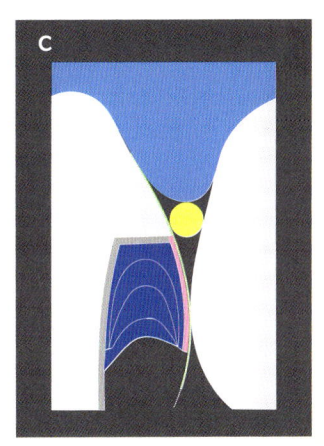

図 1-44c　積層充填後（紺色部）の断面図。

STEP5 咬合面のファウンデーションレイヤーを行い、次のステップへの準備完了

　咬合面の窩底部と窩壁にファウンデーションレイヤーを行う（**図1-45：紺色部**）。窩壁のレジン充填は、エナメル質に届かないギリギリの位置まで行い、咬合面までオーバーさせないようにする。これまでに隣接面の隔壁の厚みが確保でき、隣接面の隔壁の厚みが確保できたので、次のステップで上部鼓形空隙と咬合面の充填を行っていく。

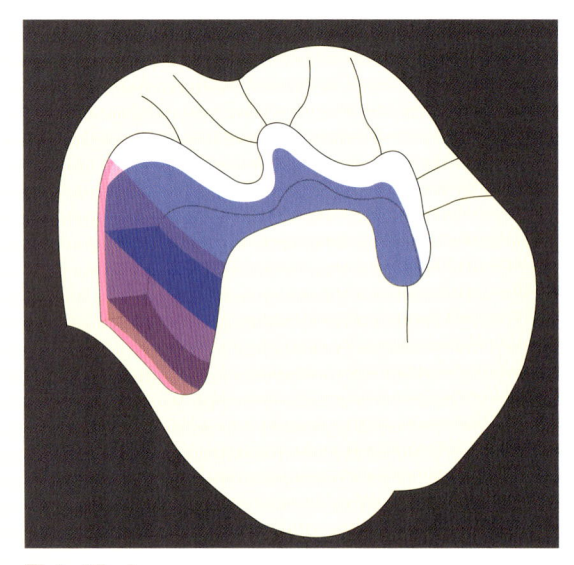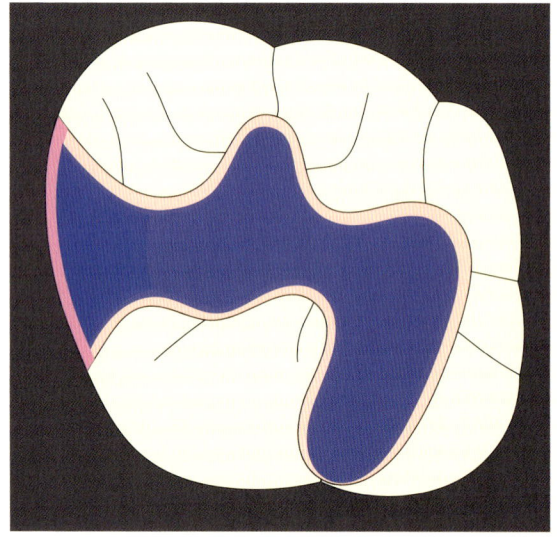

図1-45a,b

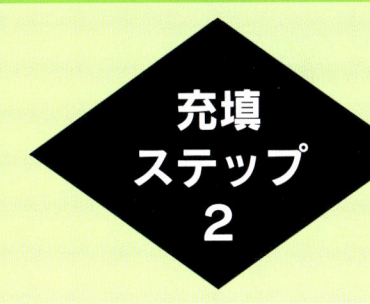

上部鼓形空隙を充填する

充填
ステップ
2

　隣接面の隔壁と咬合面のファウンデーションレイヤーを終えたら、上部鼓形空隙の充填を行う。充填法は、
　①マトリックスが付与したい上部鼓形空隙の形態と一致している場合→ P.56 へ
　②マトリックスが付与したい上部鼓形空隙の形態と一致していない場合→ P.58 へ
　の2つのパターンに分かれる（**図 1-46a、b**）。
　マトリックスが付与したい上部鼓形空隙の形態と一致している場合は、そのままフロアブルレジンを充填し、上部鼓形空隙の形態を再現する。しかし、臨床ではマトリックスが付与したい上部鼓形空隙の形態と一致していることは少ない。マトリックスが付与したい上部鼓形空隙の形態と一致していない場合は、コンタクトリングとマトリックスを除去して充填を行う。充填を行う方法は、方法1：ペーストレジンで咬合面形態を充填する際に同時に行う、方法2：フロアブルレジンで積層充填を行う、の2つある。

マトリックスと上部鼓形空隙の形態が

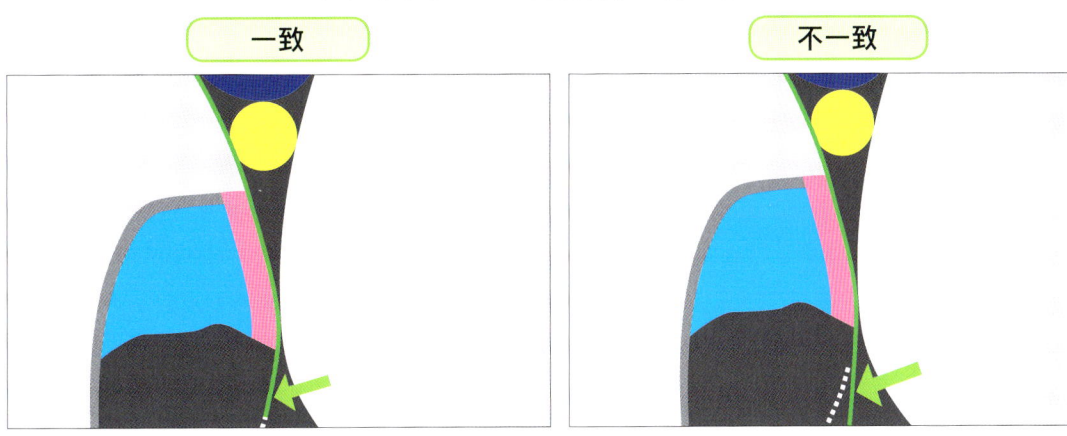

一致　　　　　　　　　不一致

図 1-46a,b　マトリックスが上部鼓形空隙の形態と一致している場合と、一致していない場合（緑ライン：マトリックス、点線部：付与したい上部鼓形空隙の形態）。

①マトリックスが付与したい上部鼓形空隙の形態と一致している場合→ そのままフロアブルレジンを充填する

　マトリックスを付与したい上部・下部鼓形空隙の形態に沿わせることができていれば（**図 1-47**）、フロアブルレジンを用いマトリックスの形態に沿って充填を行う。前述した下部鼓形空隙からコンタクトポイントの上部 0.5 ～ 1.0mm の位置まで充填を行い、その後上部鼓形空隙の充填を行っても構わないし（**図 1-48a**）、上部・下部鼓形空隙の充填を同時に行っても構わない（**図 1-48b**）。

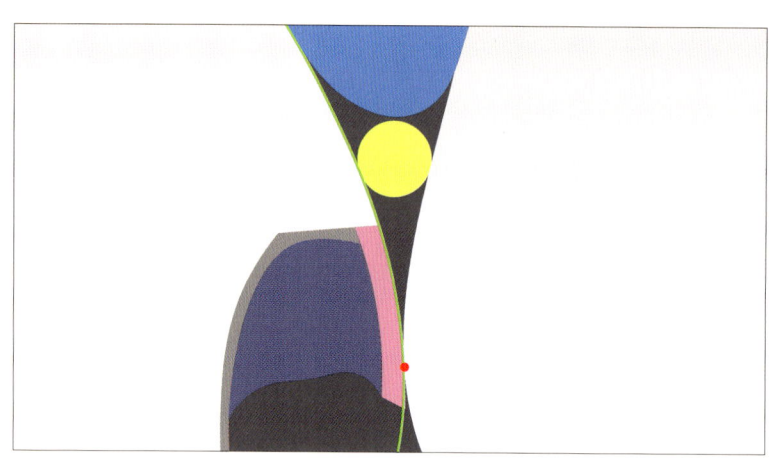

図 1-47　マトリックスが付与したい上部鼓形空隙の形態と一致している場合。

MOVIE
6

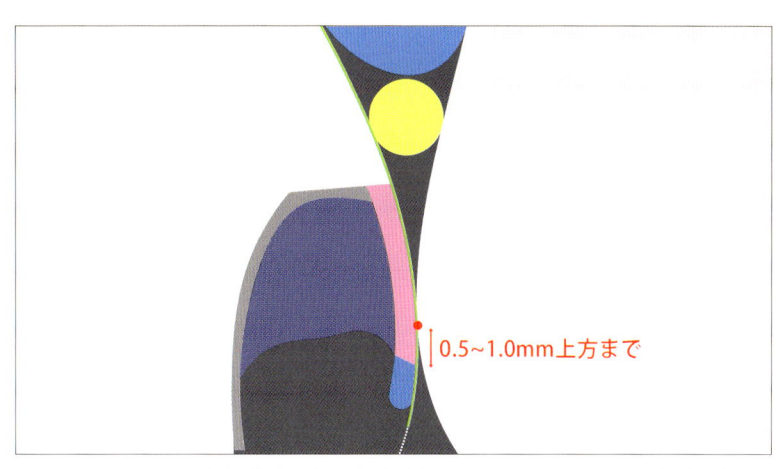

0.5〜1.0mm上方まで

図 1-48a コンタクトポイントの上部 0.5 〜 1.0mm の位置まで充填を行い、その後、上部鼓形空隙の充填を行っても構わない。

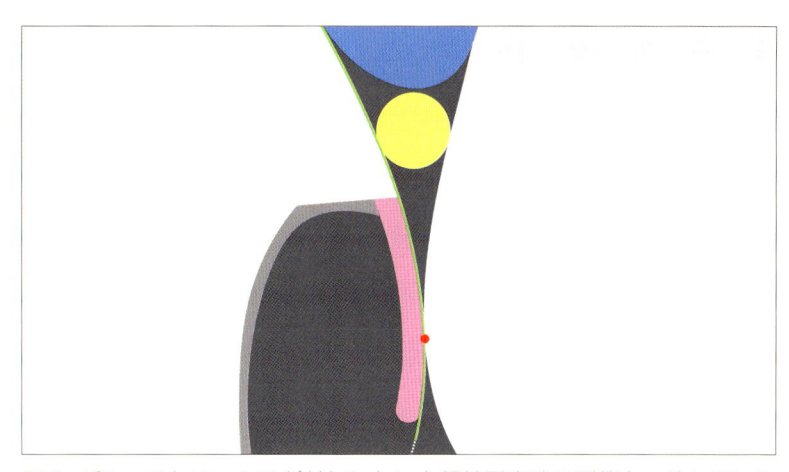

図 1-48b マトリックスが付与したい上部鼓形空隙の形態と一致している状態であれば、フロアブルレジンを使用して下部鼓形空隙と上部鼓形空隙を同時に充填を行っても構わない。

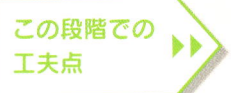
②マトリックスが付与したい上部鼓形空隙の形態と一致していない場合→ 2つの充填方法から選択する

　マトリックスが付与したい上部鼓形空隙の形態と一致していない場合、マトリックスに沿ってフロアブルレジンを充填すると、上部鼓形空隙の対称性が損なわれてしまう（**図1-49**）。充填後にコンタクトポイント直上の形態修正を行うことは難しい。このような場合は、マトリックスの形態に頼らずに、以下のいずれかの方法で充填を行う。

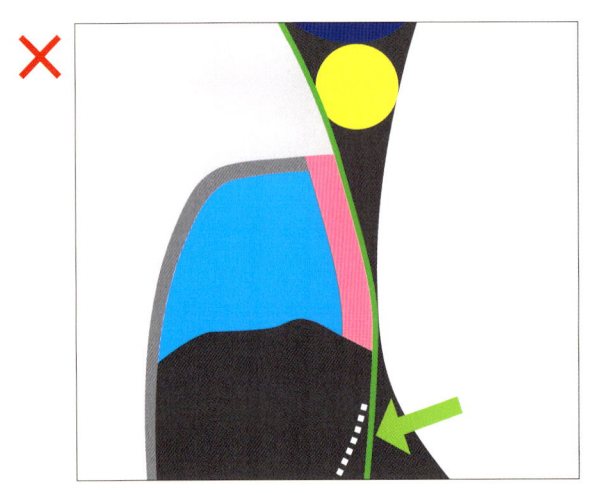

図1-49　マトリックスが付与したい上部鼓形空隙の形態と一致していない状態で充填を行うと、上部鼓形空隙の対称性が損なわれてしまう。

そこで

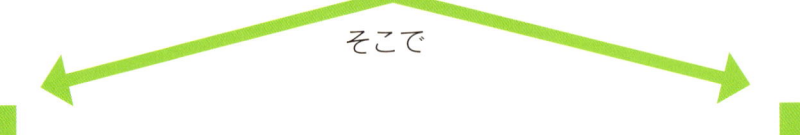

方法1	**方法2**
＜ペーストレジンで充填する＞ ペーストレジンを用いて、咬頭を充填する際に上部鼓形空隙の形態を付与する。→ P.59 参照	**＜フロアブルレジンで充填する＞** フロアブルレジンを用いて上部鼓形空隙の形態を付与する。→ P.60 参照

ペーストレジンを用いて咬頭を充填する際に上部鼓形空隙の形態を付与する

この時点で、コンタクトリングとマトリックスは除去し、ペーストレジンを用いて上部鼓形空隙の形態を付与していく。

①遠心口蓋側咬頭の充填を行う際に遠心辺縁隆線 2/3 の形態を回復し、

②遠心頬側咬頭の充填を行う際に残り 1/3 の形態を回復し、 上部鼓形空隙の形態を再現する。

遠心辺縁隆線 1/3 の形態を回復後、残り 2/3 の形態を回復しても構わない。

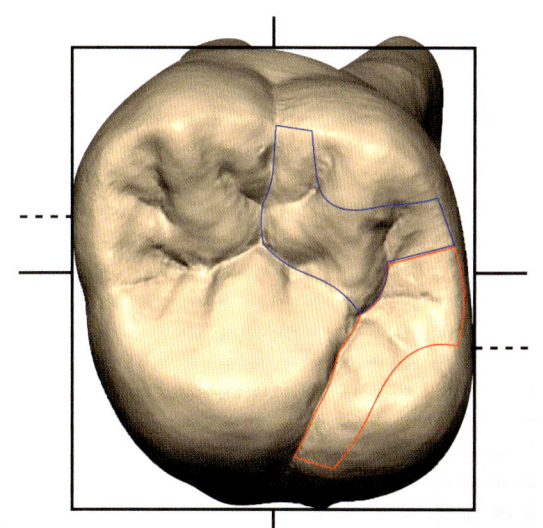

図 1-50a

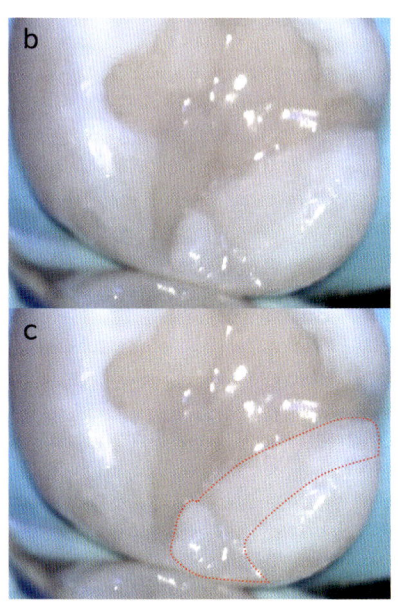

図 1-50b,c　遠心口蓋側咬頭の充填を行う際に、遠心辺縁隆線 2/3 の形態を回復し（赤ライン）、上部鼓形空隙の形態を付与する。

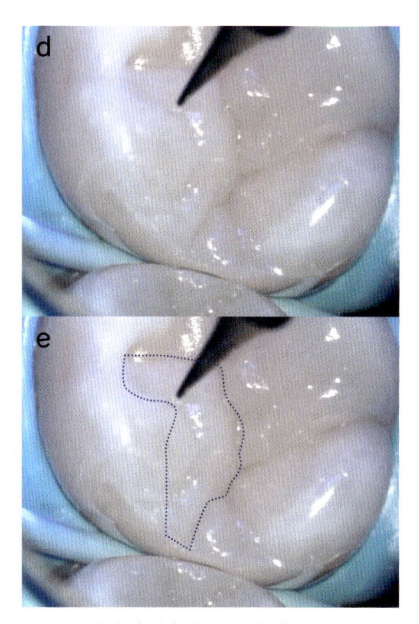

図 1-50d,e　遠心頬側咬頭の充填を行う際に、遠心辺縁隆線の残り 1/3 の形態を回復し（青ライン）、上部鼓形空隙の形態を完成させる。

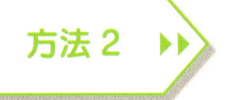

方法 2 ▶▶ 上部鼓形空隙の形態を付与する

　この時点でコンタクトリングとマトリックスは除去し、フロアブルレジンの表面張力を利用して積層充填を行い、上部鼓形空隙の形態を付与していく（**図 1-51 ～ 53**）。辺縁隆線の高さは裂溝の深さの参考になるため、過不足なく充填を行うことが重要である。

　マトリックスのプレカーブが、付与したい上部鼓形空隙の形態と一致していないため、隣接面に充填を行ったレジンは、ややストレートに立ち上がっている（**図 1-51a、b**）。フロアブルレジンの表面張力を利用して積層充填を行って上部鼓形空隙の形態を付与していく（**図 1-52a、b**）。隣接面に充填を行ったレジンと上部鼓形空隙の形態を回復したレジンとの間には、必ず境界ができる（**図 1-53b の赤点・図 1-54b の赤点線**）。この境界ラインの形態修正を行い、丸めることで上部鼓形空隙の形態を回復する。隣接面の充填をコンタクトポイントの上部 0.5 ～ 1.0mm の位置までを行う理由は、境界ラインがこの位置であれば形態修正を行う器具を到達させることができるからである。

フロアブルレジンの表面張力を活かして上部鼓形空隙を作る

充填前	充填中	充填後

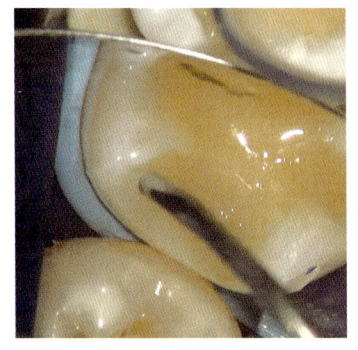

図 1-51a　隣接面の充填を終え、マトリックスとコンタクトリング除去した状態。

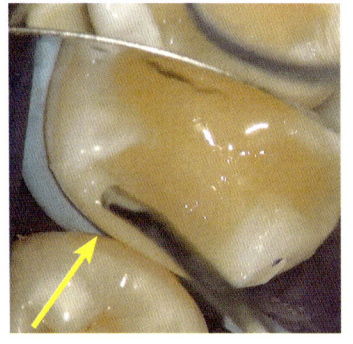

図 1-52a　フロアブルレジンの表面張力を利用して積層充填を行い、上部鼓形空隙の形態を付与していく。

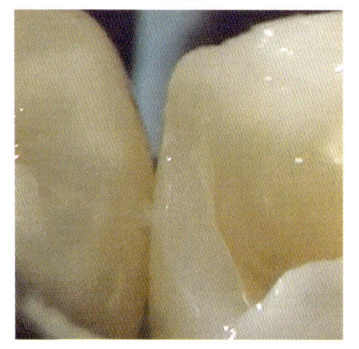

図 1-53a　上部鼓形空隙の形態を回復した状態。

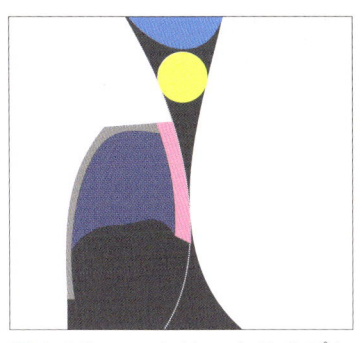

図 1-51b　マトリックスのプレカーブが、付与したい上部鼓形空隙の形態と一致していないため、隣接面に充填を行ったレジンは、ややストレートに立ち上がっている。

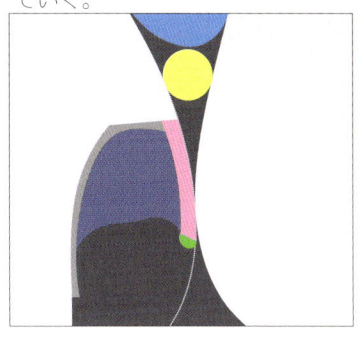

図 1-52b　フロアブルレジンの表面張力を利用して積層充填を行い、上部鼓形空隙の形態を付与した状態。

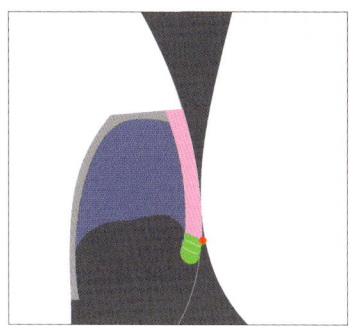

図 1-53b　隣接面に充填を行ったレジンと上部鼓形空隙の形態を回復したレジンとの間には、赤点の位置に境界ができる。

エッジの部分を形態修正して仕上げる

図 1-54a,b　上部鼓形空隙を充填後の拡大写真。隣接面に充填を行ったレジンと上部鼓形空隙の形態を回復したレジンとの間に生じた境界ライン（赤点線）。隣接面に充填を行ったレジンは、ややストレートに立ち上がっているため、赤点線のエッジの部分を形態修正することで、スムースな上部鼓形空隙の形態を再現する。

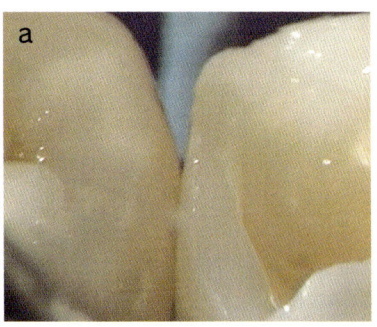

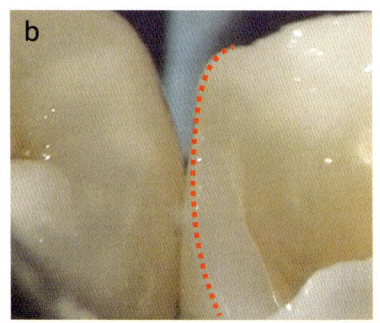

フロアブルレジンはミディアムフローとローフローの
特徴をふまえて選択する

フロアブルレジンを用いて積層充填を行うと、必ずレジンとレジンの間には境界ができる。

①ミディアムフローの特徴

ミディアムフローは、ヌレが良いためレジンとレジンの間にできる境界は小さくできる（**図 1-55a**）。そのため、充填後の研磨は行いやすくなる。ただしヌレが良いと1回の充填で高さを確保するのが難しくなるため、積層充填を行う回数が増える。一方、1度の充填で2層～3層積み上げてから重合しようとしてしまうと、目的以外の部分に流れる失敗をしてしまうことがある（**図1-56**）。ミディアムフローを用いる場合は、必ず1層充填したら重合を行い、確実に積層充填を行うことが重要である。

②ローフローの特徴

ローフローはヌレが悪いため1回の充填で高さを確保しやすいが、レジンとレジンの間にできる境界は大きくなる（**図1-55b**）。形態を修正し境界を移行的にする必要があるため、削合するレジン量を見越した充填を行っておくことが重要である。

これらの特徴を理解した上で、どちらかのレジンを選択する。筆者は時間はかかるが形態修正を最小限にしたいため、ミディアムフローを選択することが多い。

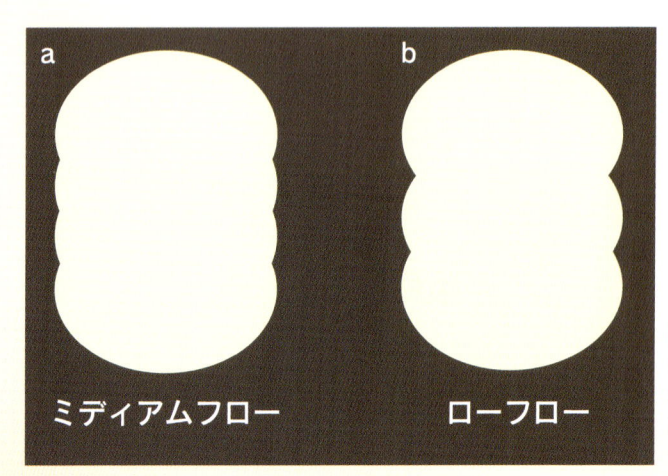

図 1-55a,b　ミディアムフローとローフローの積層充填を行ったイメージ。それぞれの充填後にできる境界の大きさの違いを理解しておく。形態修正を行う量を計算して充填を行う必要がある。

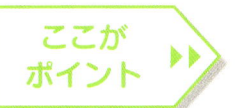

アンダー充填、オーバー充填にならないように注意する

　フロアブルレジンを用いて上部鼓形空隙の充填を行う際に、オーバー充填やアンダー充填にならないように注意する。隣接面コンタクトにレジンが流れ込みオーバー充填した場合は（**図1-56**）、慌てずに速やかに充填器やマイクロブラシを用いて拭き取る。拭き取った後は、必ずフロスを通してコンタクトポイントに流れたレジンを除去しておく。一度光照射を行い、再度充填を行っていく。

　付与したい上部鼓形空隙の形態よりもアンダー充填になった場合は（**図1-57**）、不足部分に再度充填を行う必要があるが、充填量が極わずかかであるためコンタクトポイントにレジンが流れ込みオーバー充填になることが多い。修正することが困難であるため、アンダー充填にならないようにする注意が必要である。

オーバー充填

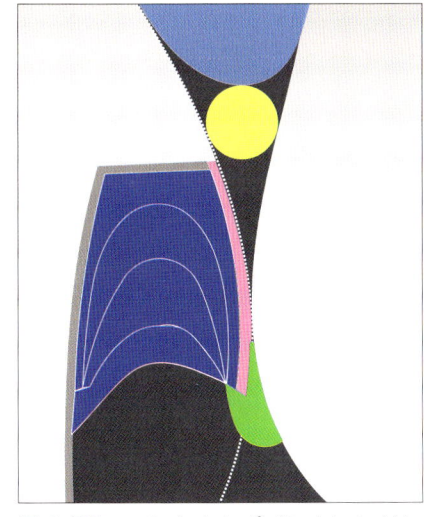

図 1-56　コンタクトポイントにレジンが流れてオーバー充填してしまうと、フロスが入らなくなる。レジンが流れた場合は、落ち着いてしっかりレジンを拭き取る。光照射を行い、もう一度充填を行う。

アンダー充填

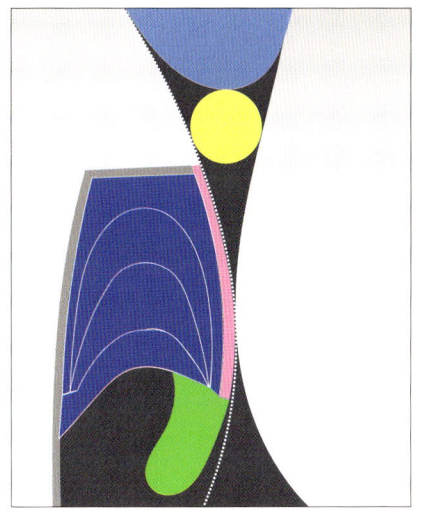

図 1-57　付与したい上部鼓形空隙の形態よりもアンダー充填になってしまうと、不足部分に再度充填を行う際にコンタクトポイントにレジンが流れ込みオーバー充填になることが多いため、注意が必要である。

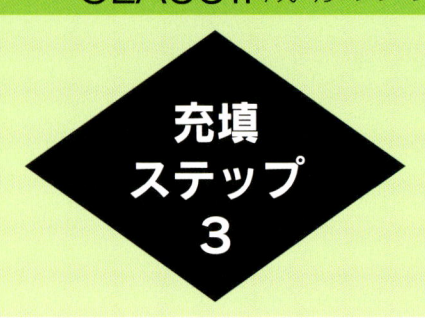

咬合面を充填する：
咬頭と裂溝を狙った位置に充填
するためのテクニック

（充填ステップ3）

　隣接面の充填を終えたら、咬合面の充填を行っていく。臼歯咬合面では、窩洞にコンポジットレジン充填を行い解剖学的形態を回復するだけではなく、咬合接触点を回復する必要がある。そのため、術前に行った診断用ワックスアップの咬合面形態を詳細に再現できる充填方法を選択する。

　咬合面の充填方法には、一括充填と分割充填がある（**図1-58**）。一括充填は、窩洞にペーストレジンを一塊で充填を行い、裂溝と咬頭を付与していく方法であ（**図1-58a**）。分割充填は、一咬頭、または複数咬頭に分けて充填を行い、裂溝と咬頭を付与していく方法である（**図1-58b**）。

　筆者は一咬頭ずつ充填を行う分割充填で、咬合面を回復している。以降に分割充填を選択するようになった経緯を解説していく。

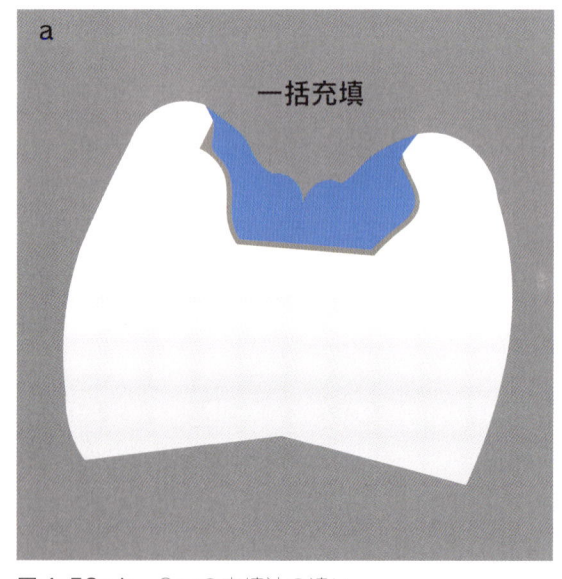
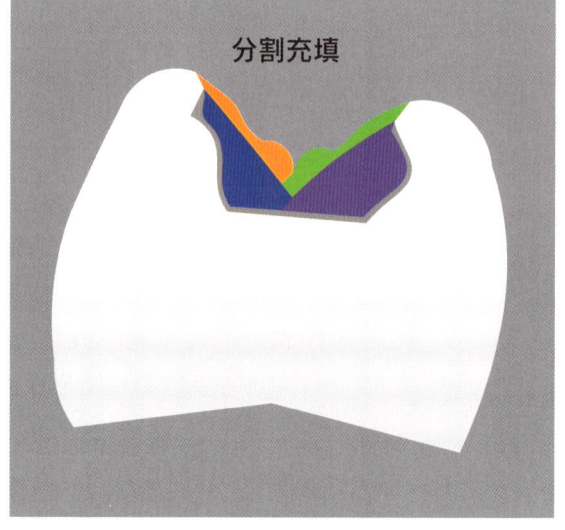

図1-58a,b　2つの充填法の違い。

一括充填の長所と短所

　一括充填では窩洞にレジンを一塊で充填するため、裂溝を狙った位置に付与しやすく、裂溝と咬頭のバランスがとりやすい（**図1-59a**）。しかし、形態付与に時間がかかると充填中にレジンが硬化することがあるため、スピードが要求される。

　ペーストレジンは、柔らかいものと硬いものに大きく分けられる。咬合面は、充填器を用いて副溝や副隆線の形態を付与していくが、柔らかいペーストレジンを選択した場合、レジンに加えた力が既に形態を付与していた部分に影響し、付与していた副溝や副隆線がなくなりフラットな形態になることがある（**図1-59b**）。裂溝の位置が、解剖学的な位置にあったとしても咬合面の形態がフラットになると、機能の回復はできていないため、治療目的を達成したことにはならない。

　硬いペーストレジンを選択した場合、レジンに加えた力が他の部分に影響することは少ないが、副溝を付与するために入れた充填器の跡が傷のように残ることがある。硬いレジンは、筆を用いてもレジンが伸びないため、レジンを歯質と移行的にすることが難しくステップができやすい。臼歯咬合面には細かい副溝や副隆線が多く存在するため、その部分にオーバーしたレジンを硬化させた後に除去し、移行的にするのは難しい。

　以上のことから、筆者はミディアムよりも少し硬めのペーストレジンを用いて、一咬頭ずつ分割して充填を行っている。ペーストレジンを柔らかいものと硬いものに分けて解説したが、各メーカーの各商品によっても微妙に違いがあるため、自分好みの硬さのペーストレジンを探しておくことを勧める。

図1-59a　一括充填は、裂溝を狙った位置に付与しやすいため、裂溝と咬頭のバランスがとりやすい。

図1-59b　柔らかいペーストレジンを選択した場合、レジンに加えた力が既に形態を付与していた部分に影響し、付与していた副溝や副隆線がなくなりフラットな形態になることがある。

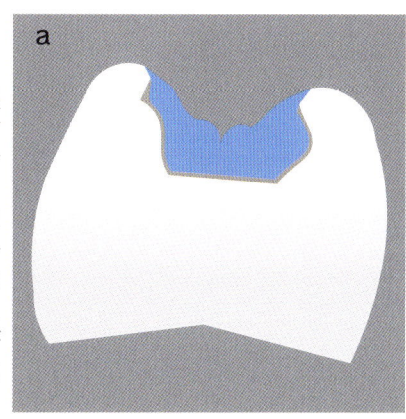
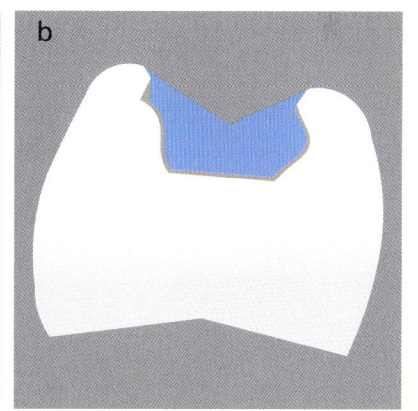

**分割充填
のコツ** ▶▶

裂溝となる位置まで窩底部を充填すれば
失敗を回避できる

　咬合面の形態を分割充填で行う場合に一般的に推奨されているのは、最初の咬頭を充填し硬化させ、次に充填したレジンが最初に充填したレジンと重なる部分を裂溝にする方法である（**図1-60**）。①紫②青の順で咬頭の下地を充填・硬化させ、③緑④オレンジの順で咬合面形態を充填・硬化させる。③緑と④オレンジが重なる部分を裂溝にするのだが、筆者はこの方法で充填を行うと裂溝の位置がずれたり、浅くなる失敗を経験していた（**図1-61a、b**）。その解決策として、次頁の**図1-62b**の赤部のように裂溝となる位置を決めてから、ペーストレジンを用いて一咬頭ずつ充填を行う方法を学び、実践している。

一般的に推奨されている分割充填のステップ

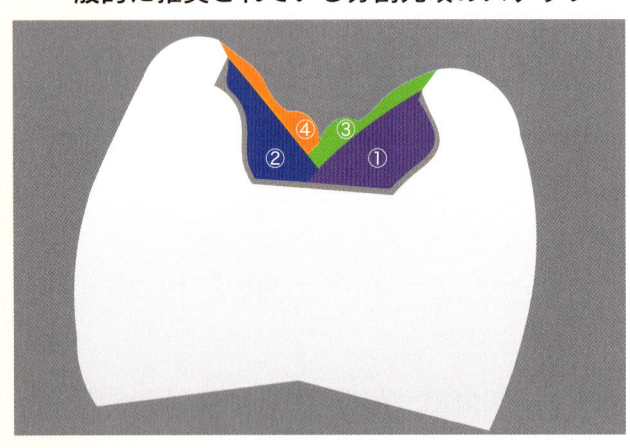

図1-60　分割充填は、①紫②青の順で咬頭の下地を充填・硬化させ、③緑④オレンジの順で咬合面形態を充填・硬化させる。③緑と④オレンジが重なる部分を裂溝にする方法である。

分割充填で起こり得る失敗

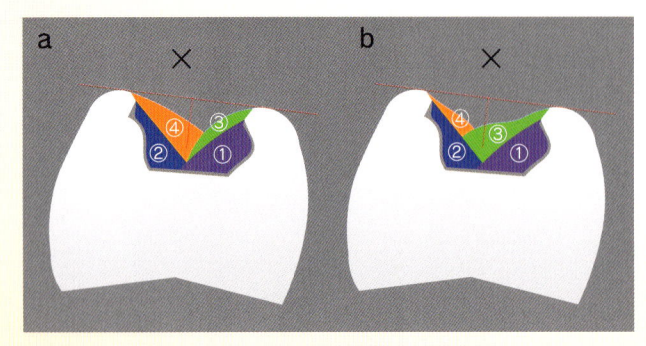

図1-61a,b　**図1-61a**のように③緑の充填面積が狭いと、その上に④オレンジが被ることで裂溝の位置がずれてしまう。**図1-61b**のように、その逆にずれることもある。

　裂溝の位置は、一般的に咬頭頂を結んだラインから2.5～3mmの位置に設定することが多いとされているが、反対側同名歯・前後の歯・対合歯・歯列の連続性を参考にして決める。咬耗して裂溝が浅くなっている症例は、周囲と連続性がとれた咬頭と裂溝を再現する。

　裂溝の位置となる窩底部の充填には、フロアブルレジンを使用する。ペーストレジンは、適量を採取し充填することが難しく、採取量が多すぎると余剰分を除去する必要がでてくる。レジンを除去することで、レジン表面が粗造になる。粗造面を整えるために余分な時間を割くことになるため、筆者はフロアブルレジンを使用している。咬頭頂を結んだラインから裂溝の最下部までの距離を確認しながらフロアブルレジンを流し込んでいけるため、目標とする位置まで過不足なく充填することが可能となる（**図1-62b**）。

　ここで用いるフロアブルレジンのシェードは、裂溝にステインを入れたように見せたいかどうかで決める。ステインを入れたように見せたいのであれば、ベースで使用するレジンよりも2トーンほど暗いレジンを使用する。本Chapterのモデル症例は、ステインを入れたように見せる必要はないと判断したため、ベースのレジンはA3、フロアブルレジンは20G A3.5（Medium）を使用した（**図1-63**）。

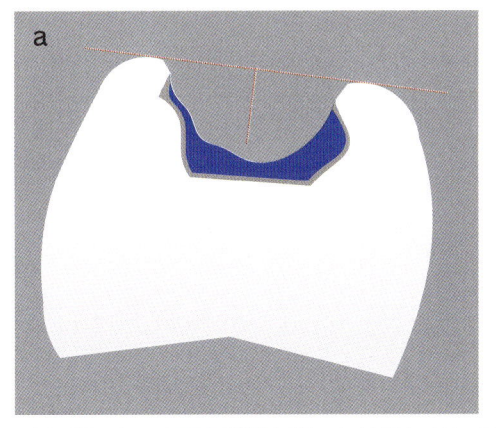
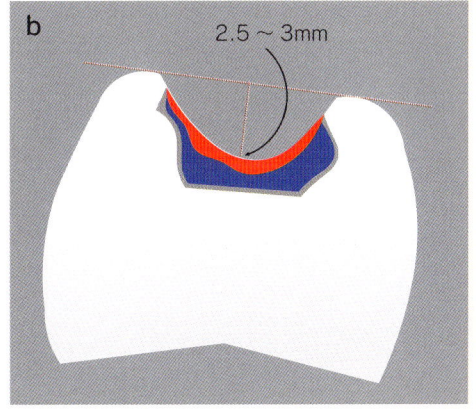

図1-62a,b　咬頭と裂溝を狙った位置に付与するために、**図1-62b**の赤部である裂溝の最下部となる位置までフロアブルレジンを充填する。咬頭頂を結んだラインから2.5～3mmの位置に設定する。そうすることで、**図1-62a**のように裂溝が浅くなることなく、咬頭を充填することができる。

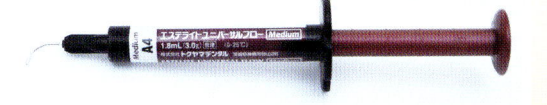

図1-63　フロアブルレジン：エステライトユニバーサルフロー Medium（20G A4）（トクヤマデンタル）。

地図のような状態を作り、
咬頭と裂溝の位置を区別しておく

　裂溝の位置まで充填を終えたら、咬合面を一咬頭ずつペーストレジンを用いて充填を行う。頬舌的な窩洞が小さい場合は、咬頭と裂溝を狙った位置に充填することが可能であるが（**図1-64a**）、頬舌的な窩洞が大きい場合は、咬頭と裂溝を狙った位置に充填することができず、裂溝のバランスが崩れる失敗をしていた（**図1-64b**）。

窩洞が大きい場合は、裂溝のバランスが崩れやすい

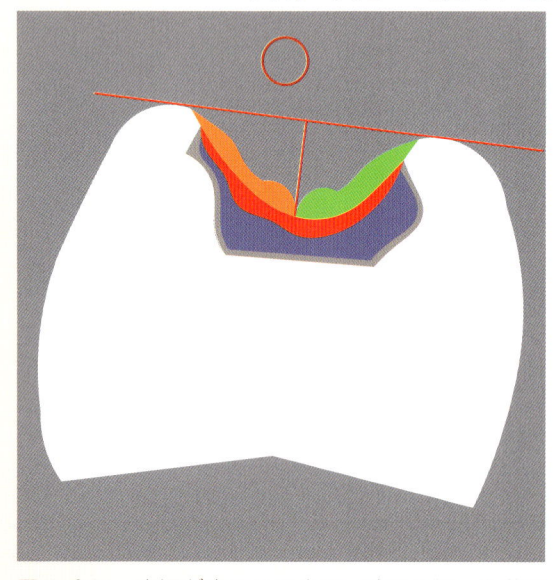
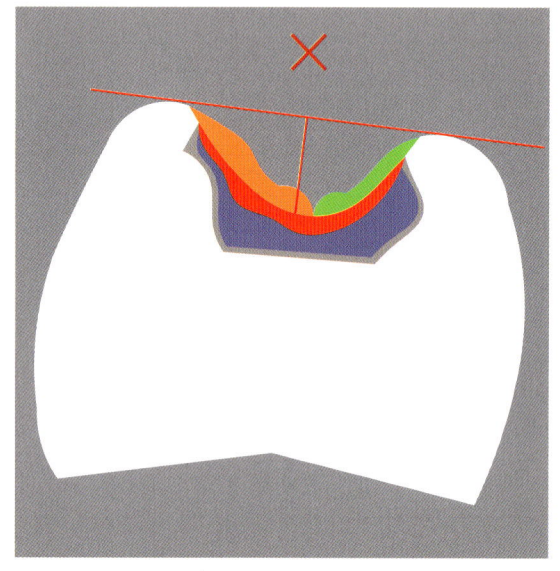

図1-64a　窩洞が小さい場合は、咬頭を狙った位置に充填することができた。

図1-64b　窩洞が大きい場合は、裂溝のバランスが崩れる失敗をしていた。

　窩洞が大きい場合でも、裂溝を狙った位置に充填を行うために、フロアブルレジンを用いて地図のような状態を作っておくことを考えた。裂溝の位置となる窩底部（**図 1-65a：赤部分、図 1-65b**）に充填を行った後、フロアブルレジンを咬頭になる部分（**図 1-66a：黒部分、図 1-66b**）に充填し、裂溝になる部分には充填しないことで、地図のような状態を作ることにした。咬頭になる部分と裂溝になる部分を区別しておくことで、全体のバランスを把握しやすくなるため、裂溝を狙った位置に設定でき咬頭の形態も付与しやすくなる（**図 1-66a**）。フロアブルレジンは、ミディアムフローでは裂溝の部分までレジンが流れることがあるため、ローフローを使用する。本 Chapter のモデル症例では、27G A3.5（Super Low）を使用した（**図 1-67**）。地図のような状態を作ることで咬頭と裂溝を狙った位置に付与できる。

〈筆者の対策〉

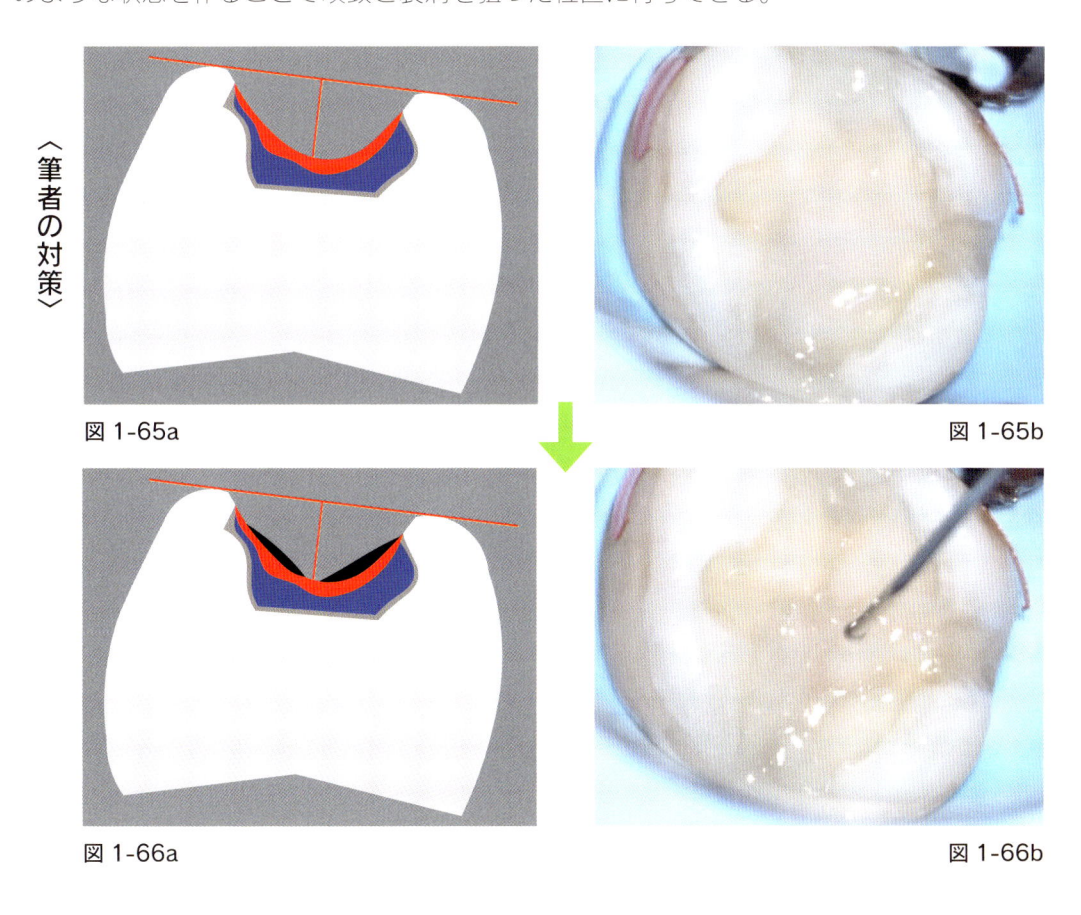

図 1-65a

図 1-65b

図 1-66a

図 1-66b

図 1-67　フロアブルレジン：エステライトユニバーサルフロー Super Low（27G A3.5）（トクヤマデンタル）。

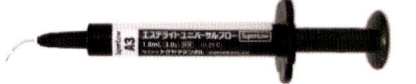

裂溝の位置となる窩底部の充填を終えた状態

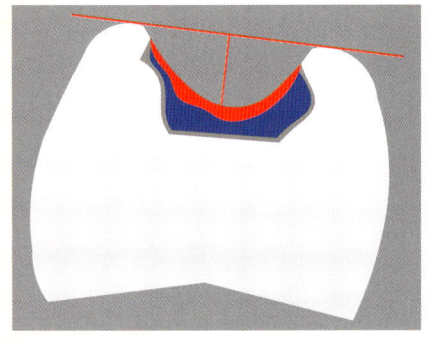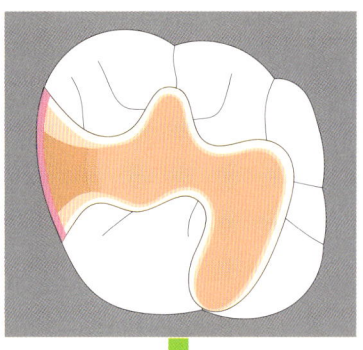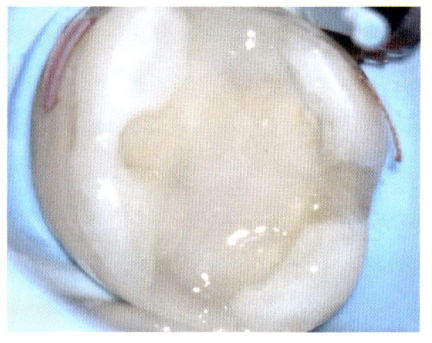

図 1-68

フロアブルレジンで地図を描いた状態

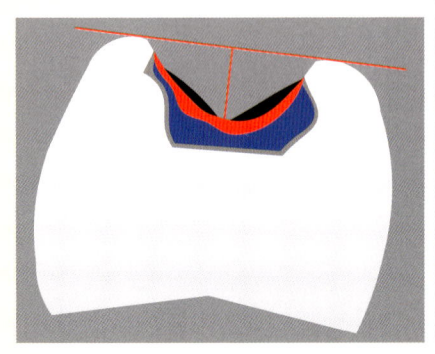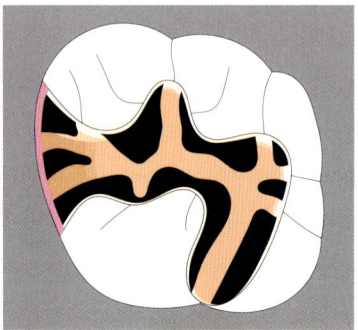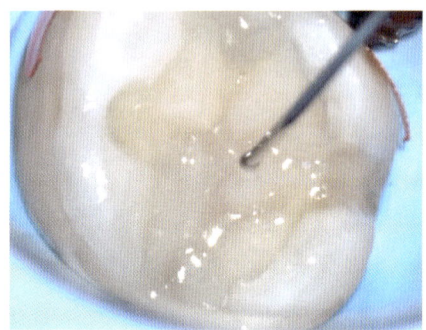

図 1-69

咬頭と裂溝を狙った位置に充填を終えた状態

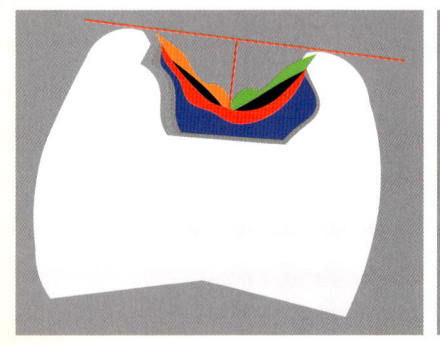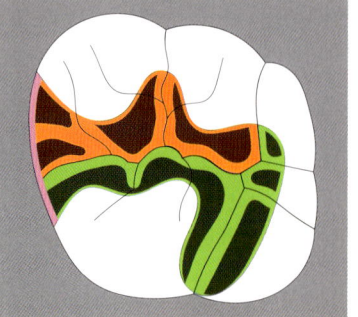

図 1-70

　咬頭と裂溝の位置を区別し地図のような状態にできたら、ペーストレジン（アステリア OcE）（**図 1-71**）を用いて一咬頭ずつ充填を行う。一般的には、機能咬頭から充填することが推奨されているが、必ずしもそうではないと考える。上顎大臼歯の口蓋裂溝は、近遠心的幅経の遠心側 1/3 にあり、下顎大臼歯の舌面溝は近遠心的幅経の 1/2 に位置している。このランドマークは、う蝕治療が行われていても残っていることが多いため、形態を決めるための大切な情報源である。筆者は全体のバランスを崩さないようにするために、このランドマーク部分から充填を行っている。そのため、上顎は機能咬頭からになるが、下顎は非機能咬頭からになる。充填の手順を上顎、下顎大臼歯で（**図 1-72**）にあげる。

　ここでは、上顎大臼歯の充填順で解説する。

①遠心口蓋側咬頭

②近心口蓋側咬頭

③遠心頬側咬頭

④近心頬側咬頭

　残存歯質量などの条件で②と③が入れ替わることはある。遠心側から充填を行う理由は、先に近心から充填を行うと遠心の充填を行う際に死角ができ、形態を付与することが難しくなり、気泡が混入していても気づかないことがあるからである。**図 1-72** に充填を行う順序を示す。

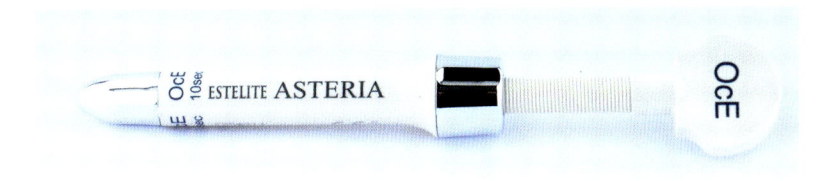

図 1-71　咬合面にはすべての症例でペーストレジンの OcE を使用している（エステライト アステリア：トクヤマデンタル）。

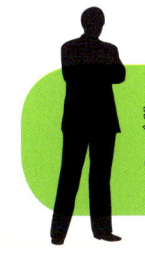

充填の順番を厳守して行うこともCLASS Ⅱ充填のミソ！

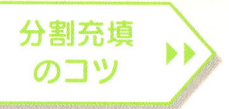

分割充填
のコツ ▶▶ 充填を行う順番 ＜上顎大臼歯の場合＞（図 1-72）

START

順番 1 （黄土色部）	順番 2 （青色部）
遠心口蓋側咬頭充填	近心口蓋側咬頭充填

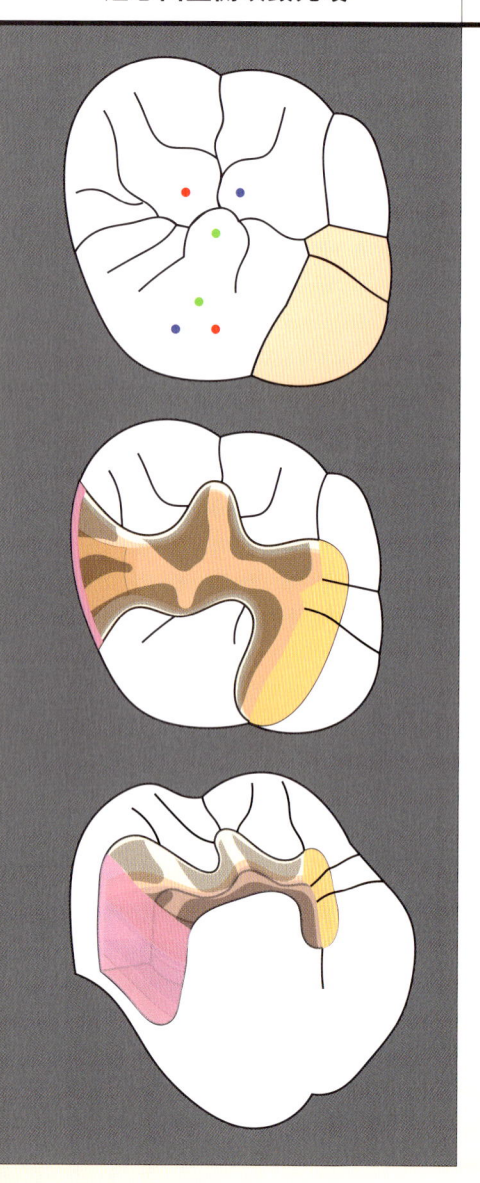
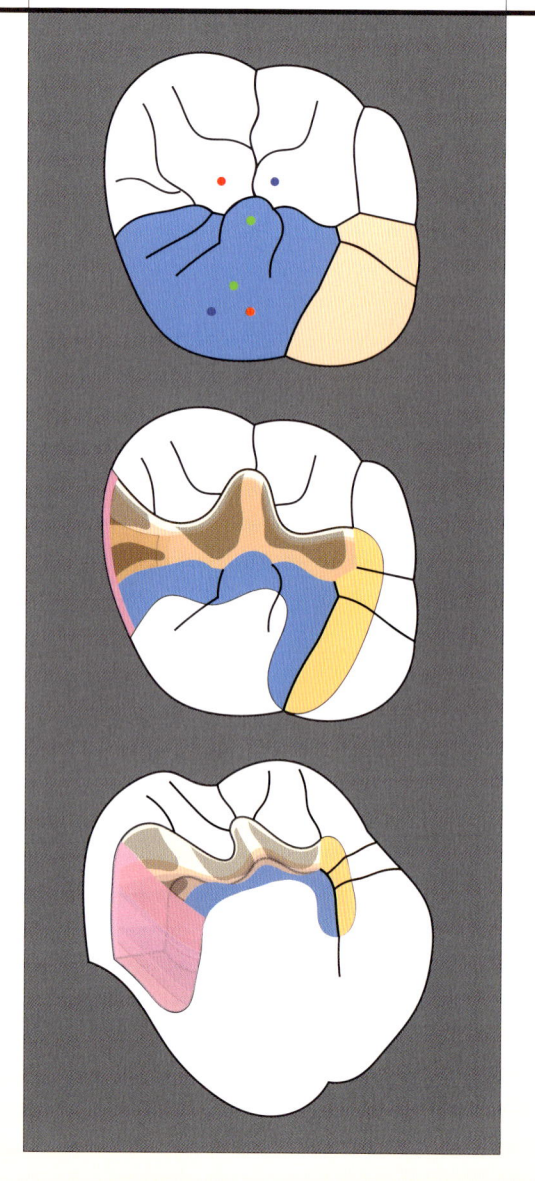

順番 **3** （灰色部）	順番 **4** （紫色部）
遠心頬側咬頭充填	近心頬側咬頭充填

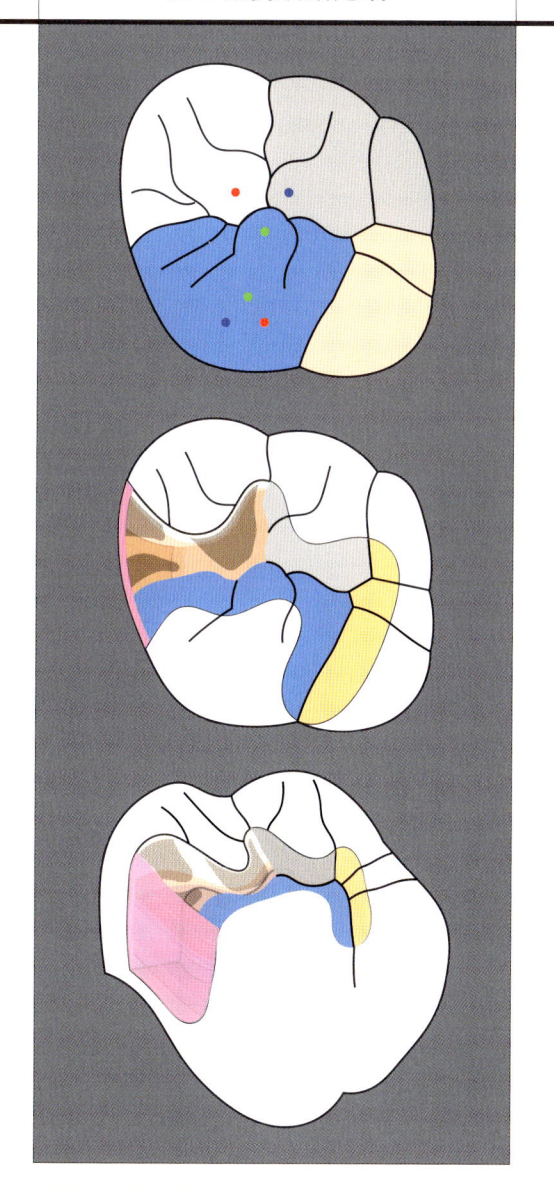

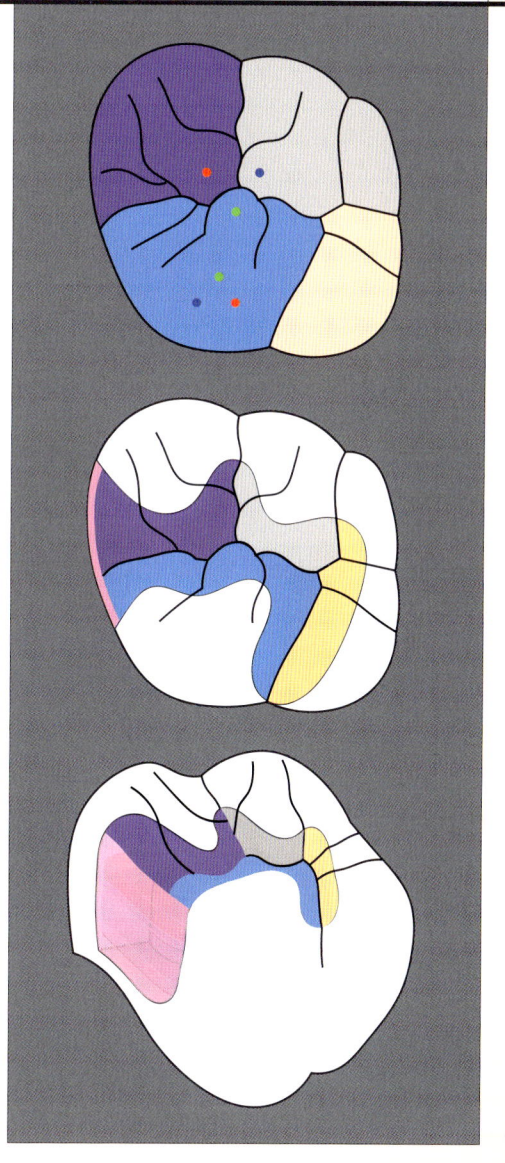

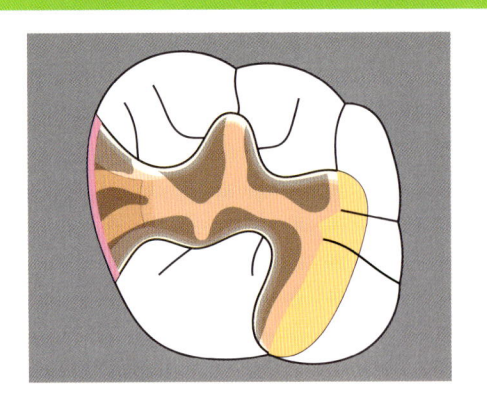

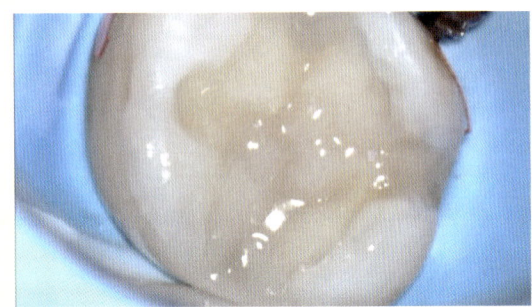

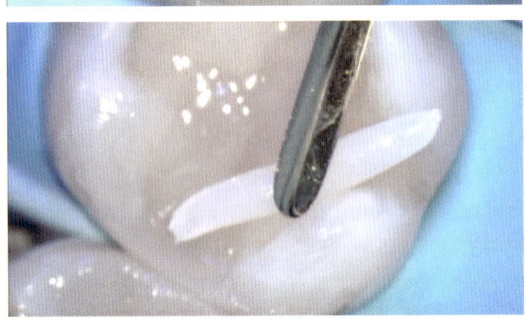

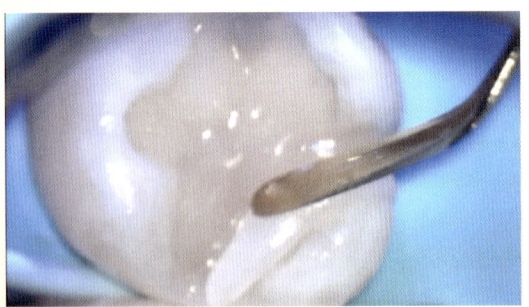

図1-①　ペーストレジンは、充塡器 IPCT（松風）を用いて適量を採取する。レジンは気持ち多めに採取しておいた方がよい。採取したレジンが少なく、後で継ぎ足すと、付与していた形態が崩れたり、レジンとレジンの境界ができて、修正に時間をとられることになる。気持ち多めに採取して、形態を付与していく途中で余剰なレジンを除去する方がよい。

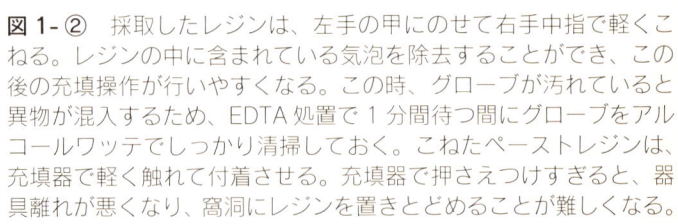

IPCT（マイクロテック）。

図1-②　採取したレジンは、左手の甲にのせて右手中指で軽くこねる。レジンの中に含まれている気泡を除去することができ、この後の充塡操作が行いやすくなる。この時、グローブが汚れていると異物が混入するため、EDTA処置で1分間待つ間にグローブをアルコールワッテでしっかり清掃しておく。こねたペーストレジンは、充塡器で軽く触れて付着させる。充塡器で押さえつけすぎると、器具離れが悪くなり、窩洞にレジンを置きとどめることが難しくなる。

図1-③　最初は遠心口蓋側咬頭の充塡を行う。裂溝の位置となる窩洞の最深部に充塡器を当て、レジンを歯質側に押しつけ、裂溝の位置を決めていく。口蓋側から頬側に向けて行う。

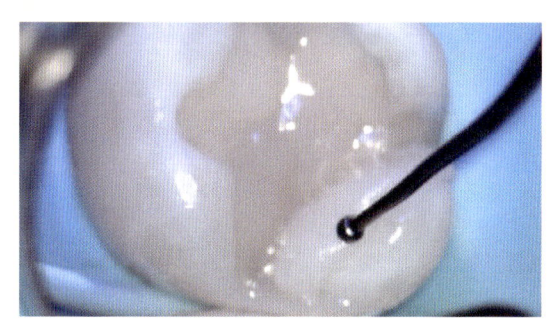

図1-④　ある程度の形態に整えたら、充填器TMDU型タイプ2 #5 イエロー（YDM）の先端の丸い部分を用いて、レジン側から歯質側に軽く押すように余分なレジンを除去する。

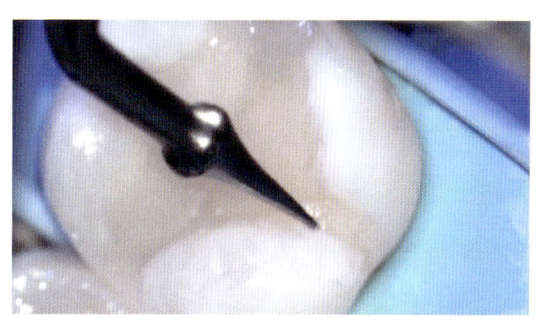

図1-⑤　余分なレジンを除去したことで全体のバランスが崩れるため、先の細い充填器で裂溝の位置から再度形態を整える。

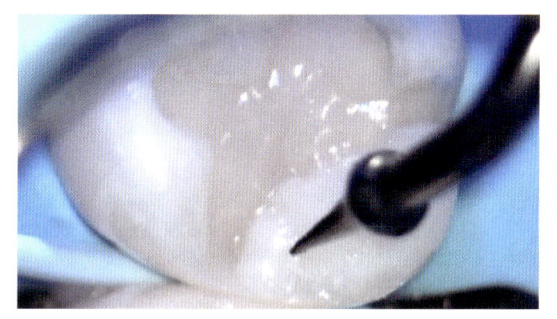

図1-⑥　連続性のある小さな隆起は、先端の細い部分を用い、副溝を付与する反動で隆起を作製する。

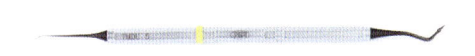

TMDU 型タイプ2 #5 イエロー（YDM）。

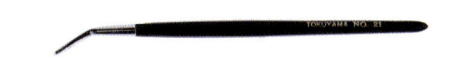

トクソー毛筆セット No.21（トクヤマデンタル）。

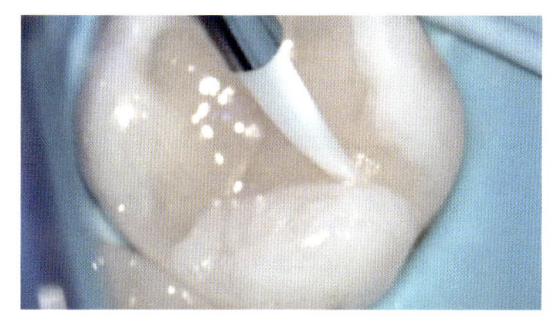

図1-⑦　裂溝の位置となる窩洞の最深部にトクソー毛筆セット No.21 の筆を当て、裂溝になる位置から隆起に変わる部分の形態を整えながら直線化する。

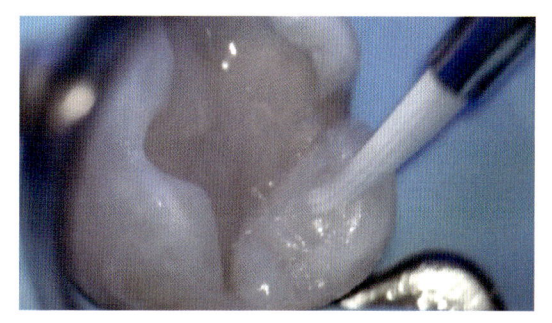

図1-⑧　筆をレジンから歯質方向に動かして、レジンを歯質とフィットさせていきながら全体のバランスを整えて光照射を行う。

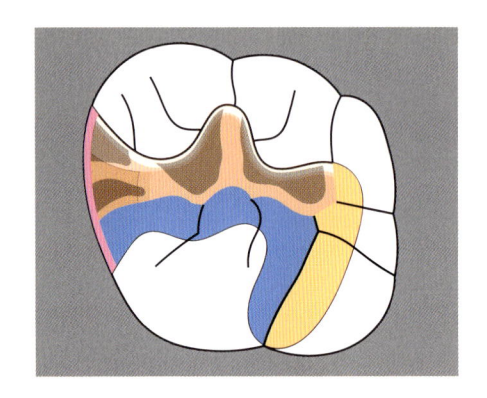

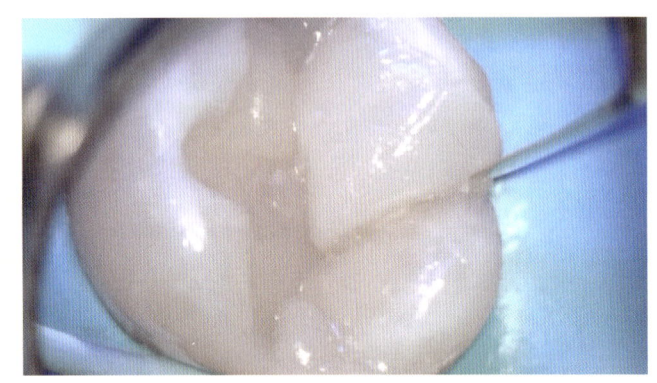

図 2-①　次に近心口蓋側咬頭の充填を行う。レジンをある程度の形態に整えたら、充填器IPCTを窩洞の最深部に当て裂溝の位置を決めていく。先程充填を行った遠心口蓋側咬頭のレジンに被せないように注意する。

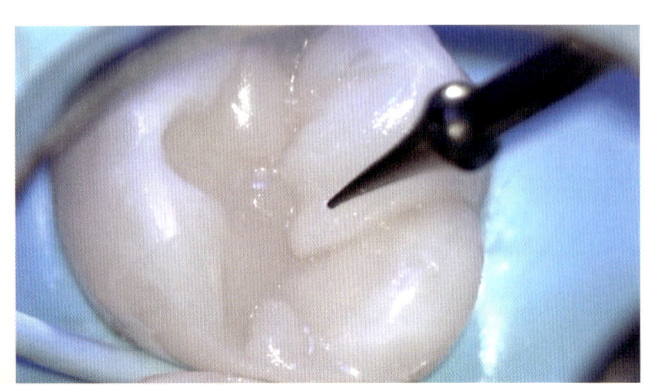

図 2-②　裂溝の位置を決めたら、充填器TMDU型タイプ2 #5イエローの先端の細い部分を用いて、副溝を付与する反動で隆起を作製する。この隆起の位置は、咬合接触点を回復するために重要なポイントになる。術前に行った診断用ワックスアップと処置前に印記した咬合接触点を参考にして、隆起を作製する。

各咬頭充填の詳細レシピ　順番3（灰色部）　遠心頬側咬頭を充填する

MOVIE 11

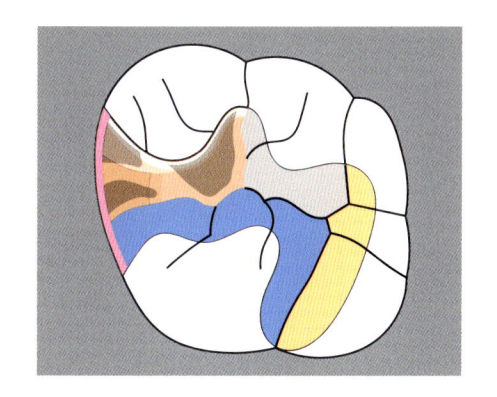

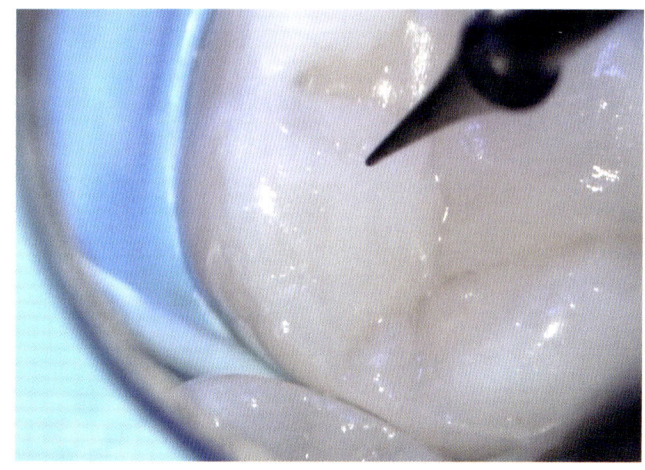

図3-①　同じステップで残りの遠心頬側咬頭を充填する。

各咬頭充填の詳細レシピ　順番4（紫色部）　近心頬側咬頭を充填する

MOVIE 12

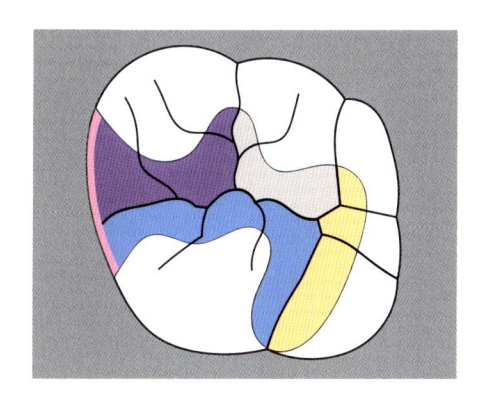

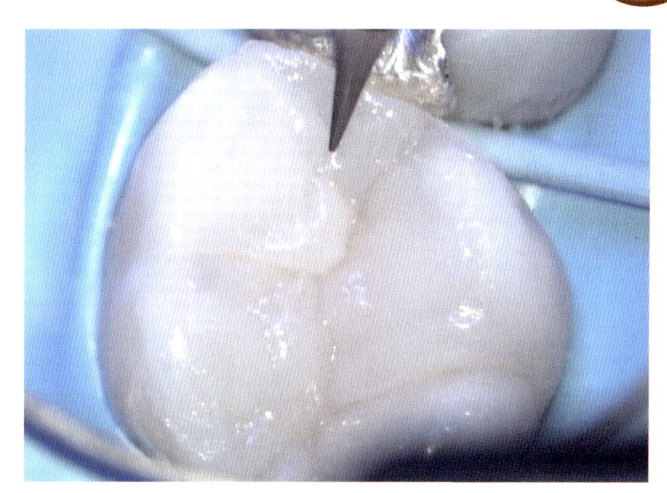

図4-①　最後に近心頬側咬頭を充填をする。

充塡直後の状態

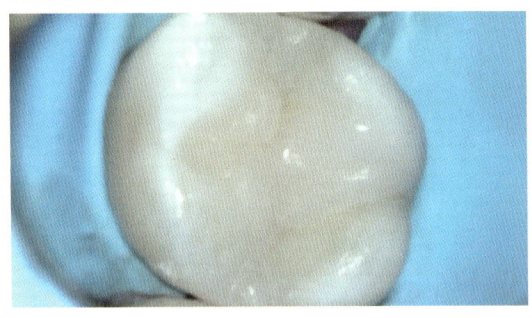

図5-① 充塡直後の状態。この時点ではまだ形態修正も何も行っていない。充塡直後の状態は、研磨を終えた最終形態を100%とするなら、103%程度充塡を行い形態修正と研磨で100%にするイメージで行う。充塡後の状態が、オーバーな形態になっているとバーを用いて100%の形態に修正していくのは至難の業である。最小限の形態修正と研磨で終えられるように103%程度充塡を心がける。充塡後は、表層に気泡がなくレジンの不足部分がないことを確認して、エアーバリア材をレジン表面に塗り、最終重合を行う。

形態修正

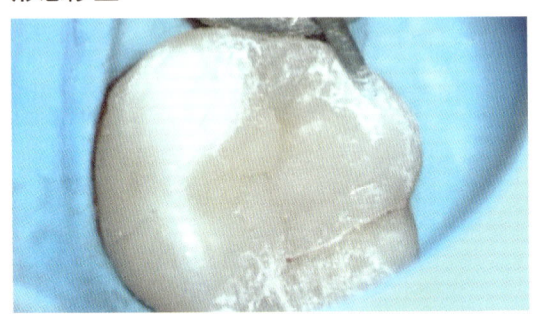

図5-② レジンと歯質の境界部をメリーダイヤnmg-4やnmg-13を使用して移行的になるように形態修正を行う。ここで使用するバーは、使い古してダイヤモンドの粒子が潰れているものを準備しておく。バーの回転と動かす方向は、レジン側から歯質側に向かうようにする。

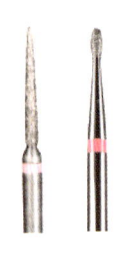

メリーダイヤnmg-4、3（日向和田精密製作所）。

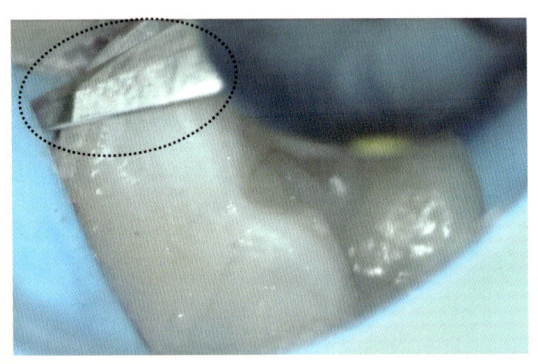

図5-③ 隣接面部にできたレジンと歯質の境界部は回転切削器具を使用できないため、T1 Line EVA 04 L/11L-マイクロプレパレーション歯間研磨用（デンツプライシロナ）とラミニアチップ（モリムラ）を用いてバリを除去する。

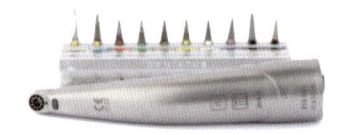

ラミニアチップ・アソートキット　LTA(モリムラ)（上）、T1 Line EVA04 L/11L-マイクロプレパレーション、歯間研磨用（デンツプライシロナ）（下）。

研磨

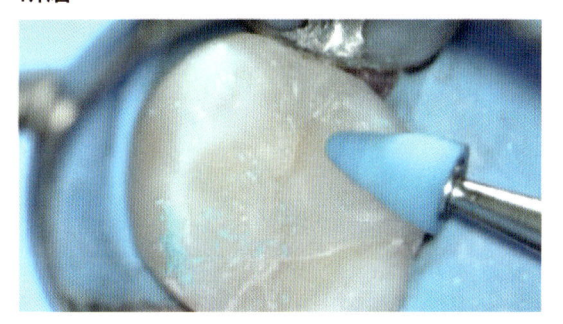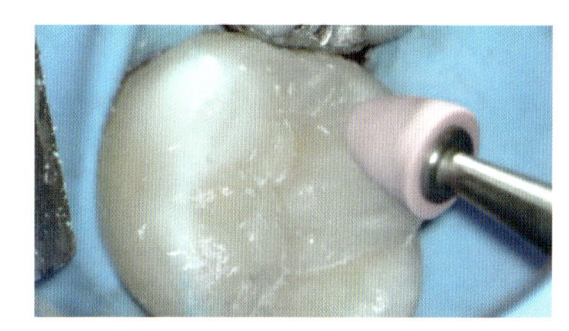

図5-④、⑤　フレクシィポイントの青からピンクの順で研磨を行う。

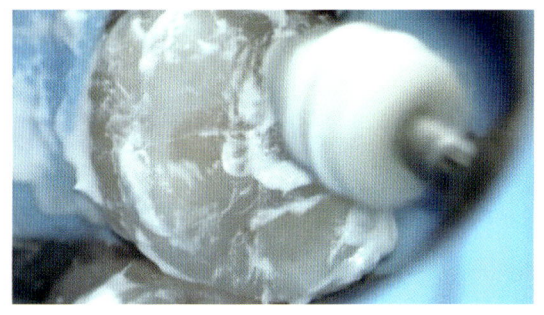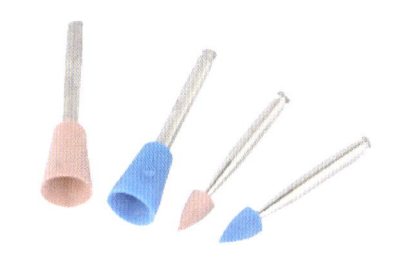

図5-⑥　フェルトフレクシィポイントとエナメライズポリッシングペーストを用いて艶出しを行う。

形態修正、中研磨用ポイント：フレクシィカップ、フレクシィポイント（マイクロテック）。

術後の状態

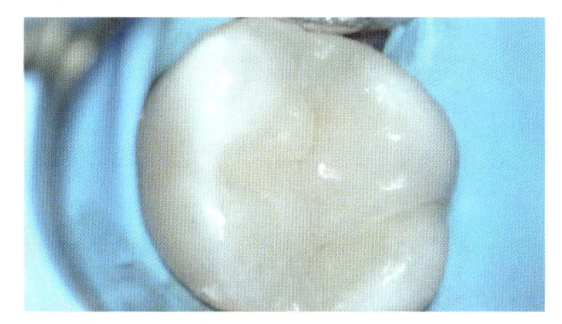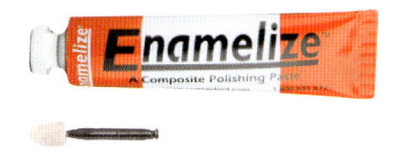

図5-⑦　術後の状態。充填操作に慣れてくると咬合調整を行う量はわずかであるため、最終研磨を行った後に咬合の確認を行う。慣れないうちは咬合調整量が多いため、充填し、最終重合を行った後に咬合を確認して、咬合調整後に研磨を行うことを勧める。

研磨ペースト：エナメライズポリッシングペースト（マイクロテック）、仕上げ用フェルトポイント：フェルトフレクシィポイント（マイクロテック）。

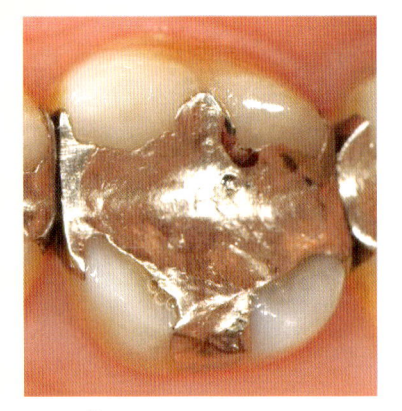

図6-①　術前。

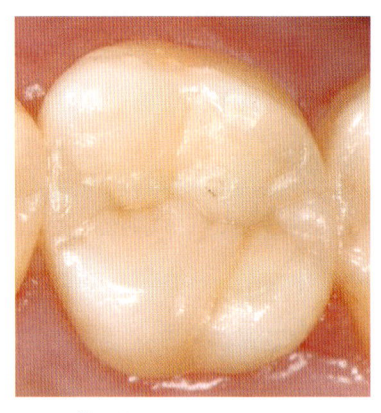

図6-②　術後。

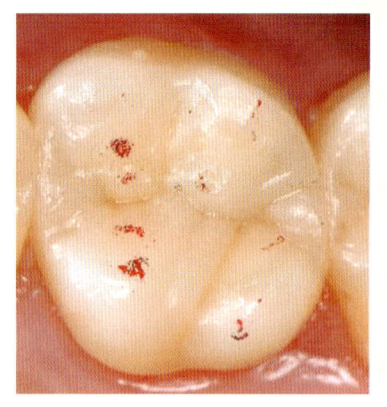

図6-③　咬合接触点印記させた状態。

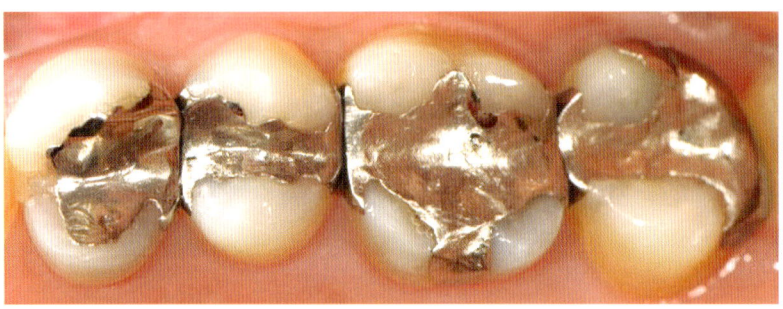

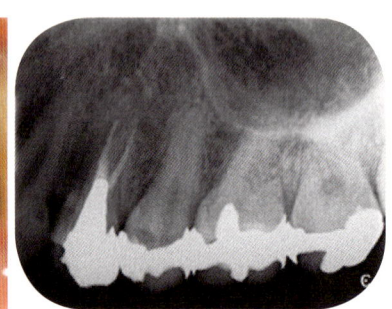

図6-④　術前。

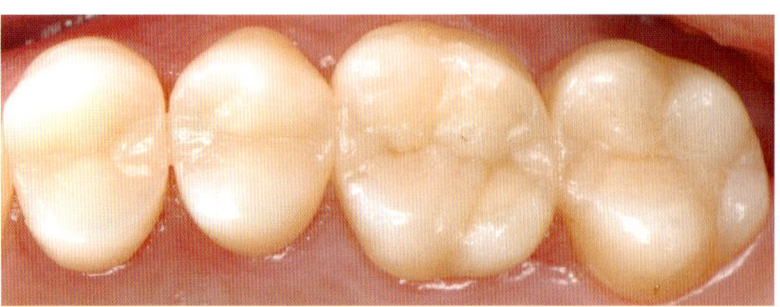

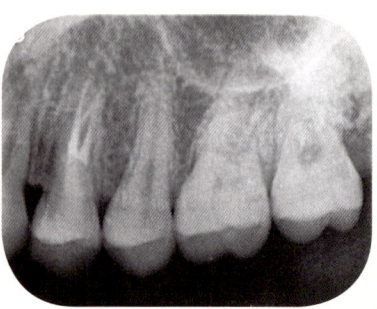

図6-⑤　術後。

隣接面の形態修正・研磨に用いる道具

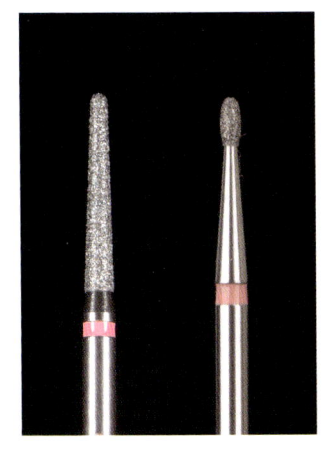

図①　メリーダイヤ nmg-4、nmg-13（日向和田精密製作所）。使い古してダイヤモンドの粒子が潰れているものを使用する。

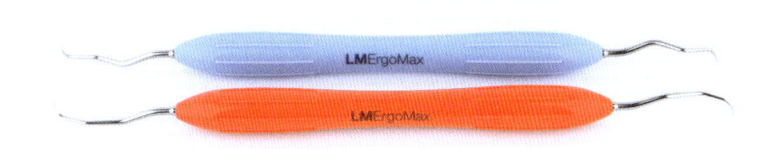

図②　LM グレーシーキュレット 11/12,13/14（白水貿易）。シャープニングを繰り返し、刃先が細くなっているものをコンタクトポイントのバリ除去に使用する。

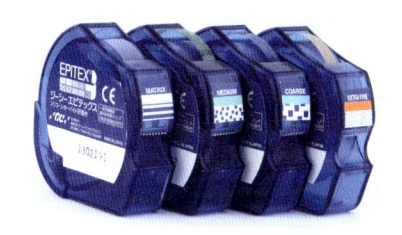

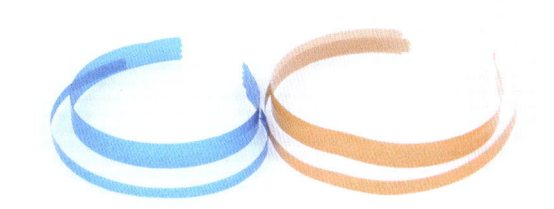

図③　エピテックス（ジーシー）。下部鼓形空隙の研磨に用いる。　元の幅で使用するとコンタクトポイントまで削合してしまいコンタクトポイントが緩くなることがある。そのため半分にカットしておくことをお勧めする。

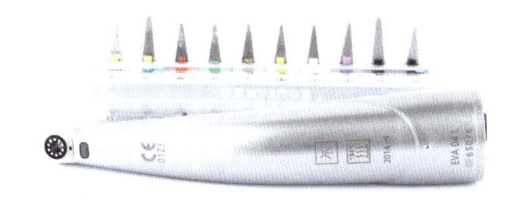

図④　ニューメタルストリップ（ジーシー）。下部鼓形空隙の形態修正に用いる。オーバーに充填されたレジンを削合する。

図⑤　T1 Line EVA04 L/11L-マイクロプレパレーション、歯間研磨用（デンツプライシロナ）、ラミニアチップ・アソートキット　LTA(モリムラ)、回転切削器具を使用するには危険な場所に適している。レジンの形態修正以外にも様々な場面で活躍するため持っておく価値はあると思う。ストローク：0.4mm（その他のメーカーのものは 0.8 〜1mm が多い）。

CLASS II の仕上がり

全顎的な視点から咬合に配慮して充填を行った

術前

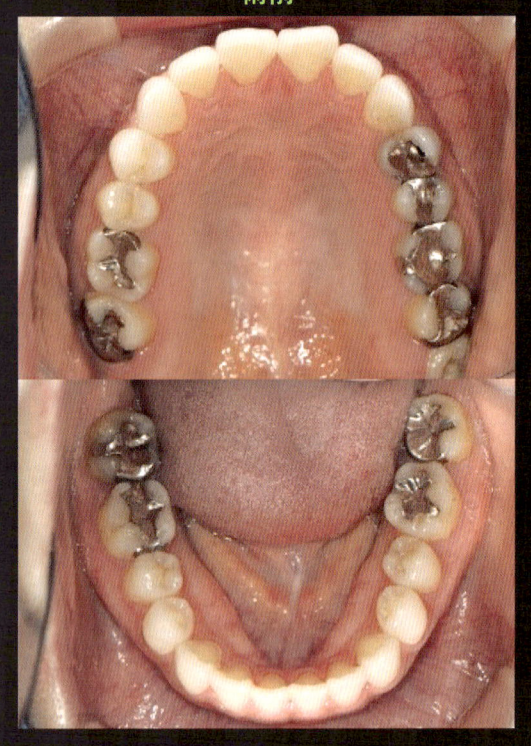

術後

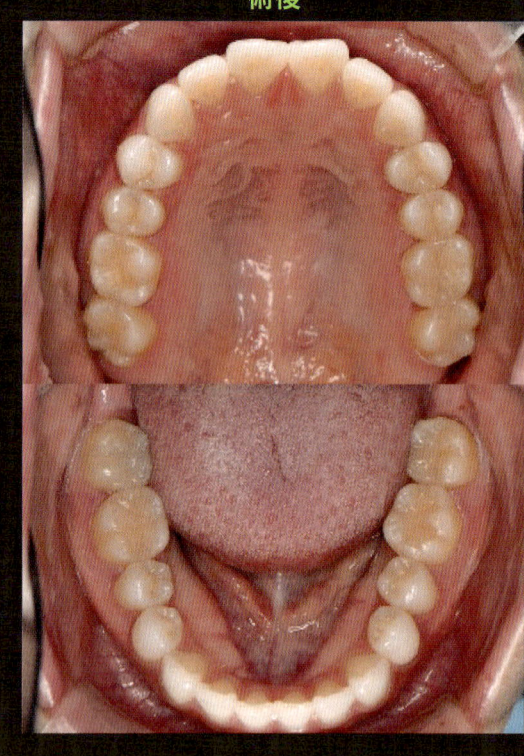

犬歯ガイド

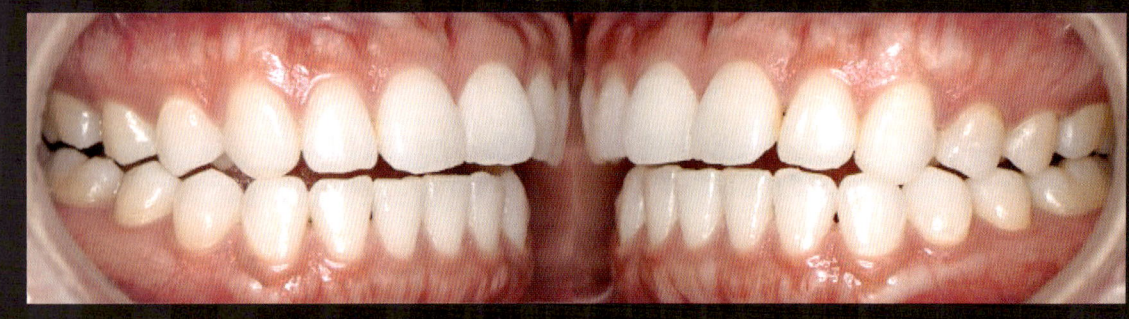

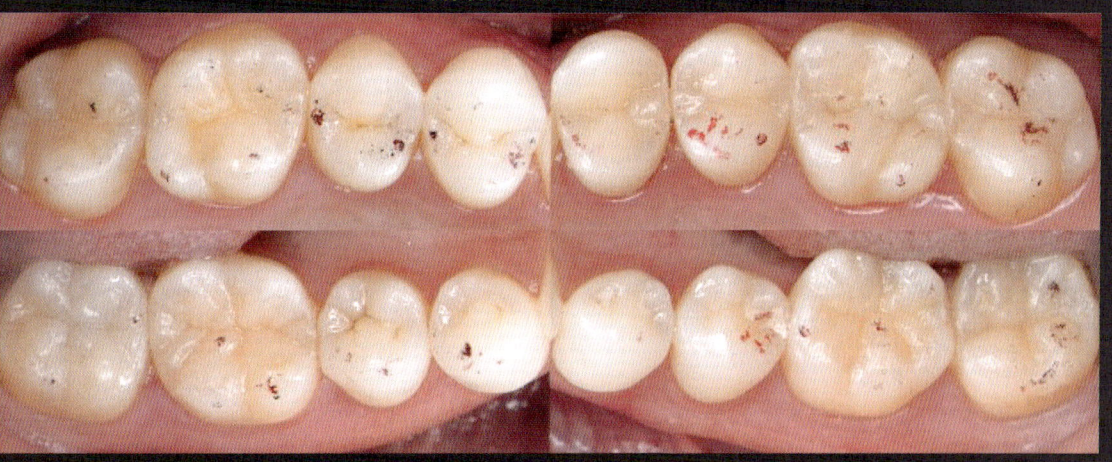

経過症例

術前

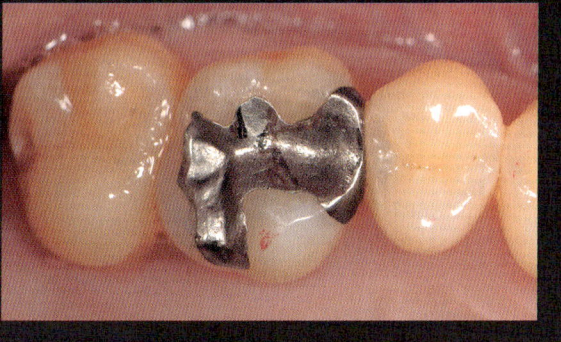

術後

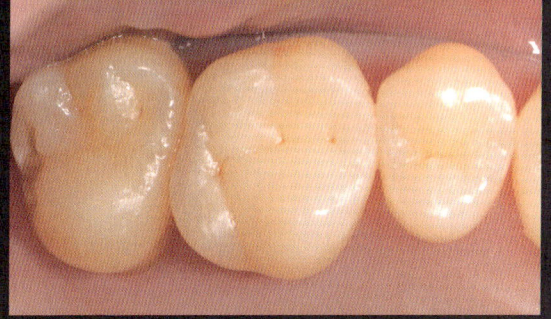

9年後

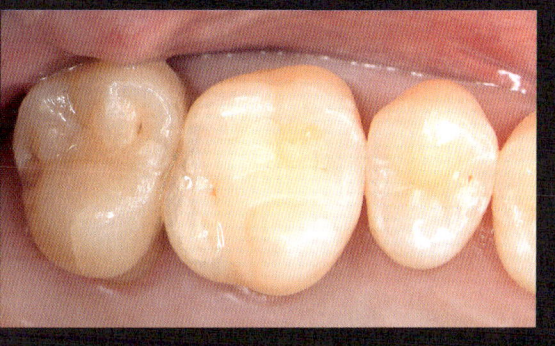

Ⅱ級窩洞の参考症例。メインテナンス期間中に咬合調整と研磨は行っているが、隣接面部は良好な経過を辿っている。大臼歯でも、定期的な管理を行えば長期的に維持できる可能性があると実感した症例である。

Chapter 2

これがわかれば必ず上手くいく

CLASSIII
成功のレシピ

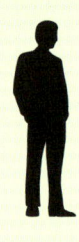

CLASS III は、ラインアングルがポイント
窩洞がラインアングルを超えているか、
超えていないかで難易度とアプローチが変わる

　ラインアングルは、前歯部歯冠形態を特徴づける重要な要素のうちの 1 つである。そこで、窩洞を、

パターン 1	パターン 2
窩洞がラインアングルを超えていない	窩洞がラインアングルを超えている
↓	↓
残存している形態を再現すれば問題は生じにくい	ラインアングルの連続性を維持できないと、審美的に問題が生じる
↓	↓
難易度	**難易度**
低	**高**

　の 2 つのパターン（**図 2-1a、b**）に分けて考えて、アプローチ法を変える。

窩洞がラインアングルを超えているか否かで
CLASS Ⅲの難易度が決まることに注意

ラインアングルを超えない CLASS Ⅲ

難易度
低

ラインアングルを超える CLASS Ⅲ

難易度
高

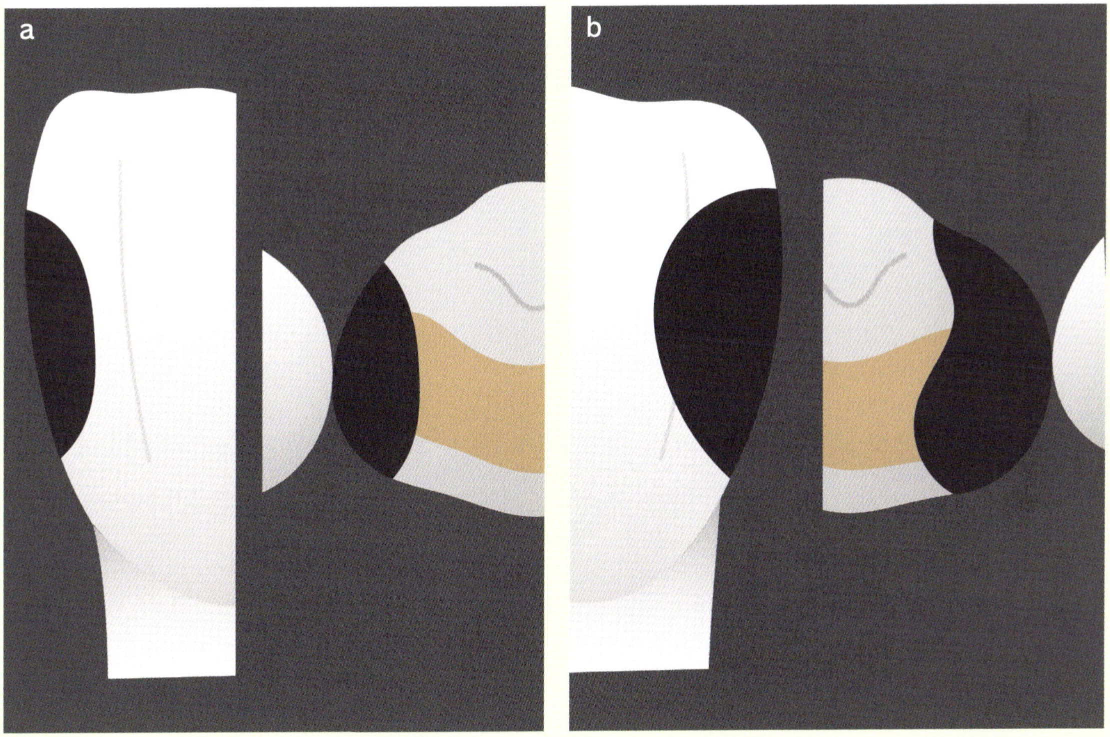

図 2-1a,b 窩洞がラインアングルを超えていない場合、難易度は低い。超えている場合は、難易度が高くなる。

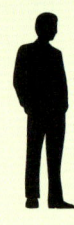

ラインアングルの乱れは、審美的問題を引き起こす

　う蝕除去を終えたら、ベベルを付与する。唇側ベベルは、窩洞からの展開角が 45°〜 60°でエナメル質の範囲内に 1 〜 2mm[4] 付与する（**図 2-2a、b：青色点線部**）。口蓋側ベベルは、鋭利な部分を丸める程度にする。ベベルは、歯質の温存の点からすると最小限にとどめることが望ましいが、前歯部唇側は審美領域であるためベベルを 2 〜 3mm 程度に広く付与することがある。ベベルを広く付与することで色が少しずつ変化していく結果、一本の歯として違和感がない状態にできる。それは、一本の歯を観察すると、歯冠の中央部はシェードが A3 であったとしても、歯頸部は A4 で切端部は A2 であったりする。すべての部分で同じ色であることはない。部位によって異なる色が徐々に変化していくことで、一本の歯として違和感がない状態なのである。

　窩洞がラインアングルを超えていない場合、ベベルはラインアングルを超えない位置に設定する（**図 2-2a：左**）。ベベルが、ラインアングルを一部分だけでも超えると（**図 2-3a**）、充填を行ったレジン（**図 2-3b：赤色部**）と残存しているラインアングルを一致させることが難しくなる。ラインアングルが乱れると審美的に問題が生じるため、ベベルはラインアングルをできるだけ超えない位置に設定する。

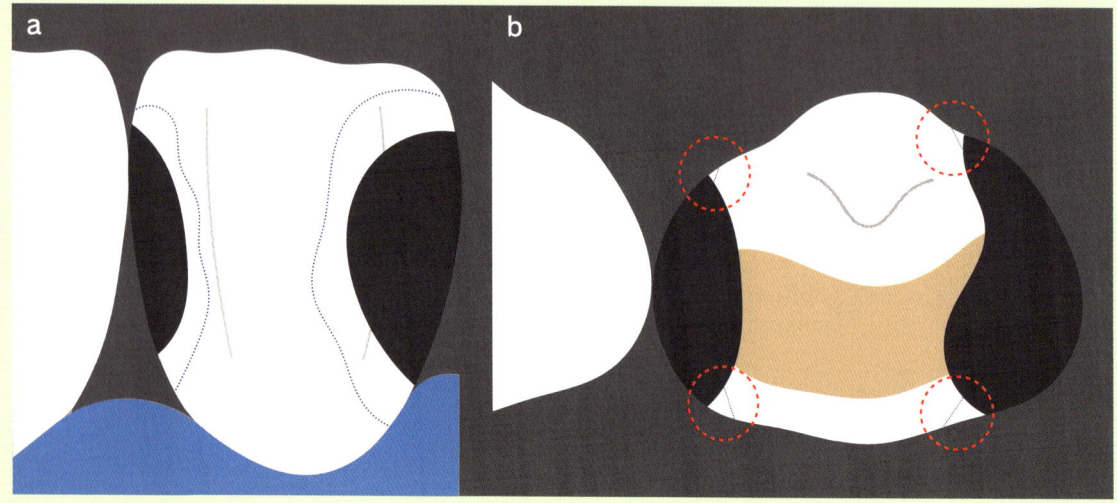

図 2-2a,b　唇側ベベルは、窩洞からの展開角が 45°〜 60°で、エナメル質の範囲内に 1 〜 2mm 付与する（**図 2-2a,b：青色点線部**）。

窩洞がラインアングルを超えている場合、ベベルはラインアングルを超えた位置設定し、レジンでラインアングルを再現する（**図 2-2a：右**）。

　窩洞がラインアングルを超えていないが近接している場合、ベベルをラインアングルを超えて広く設定し、レジンでラインアングルを再現することがある（**図 2-4**）。ラインアングルを一部分残すよりも、レジンでラインアングルをすべて再現する方が連続性を保ちやすいためである。

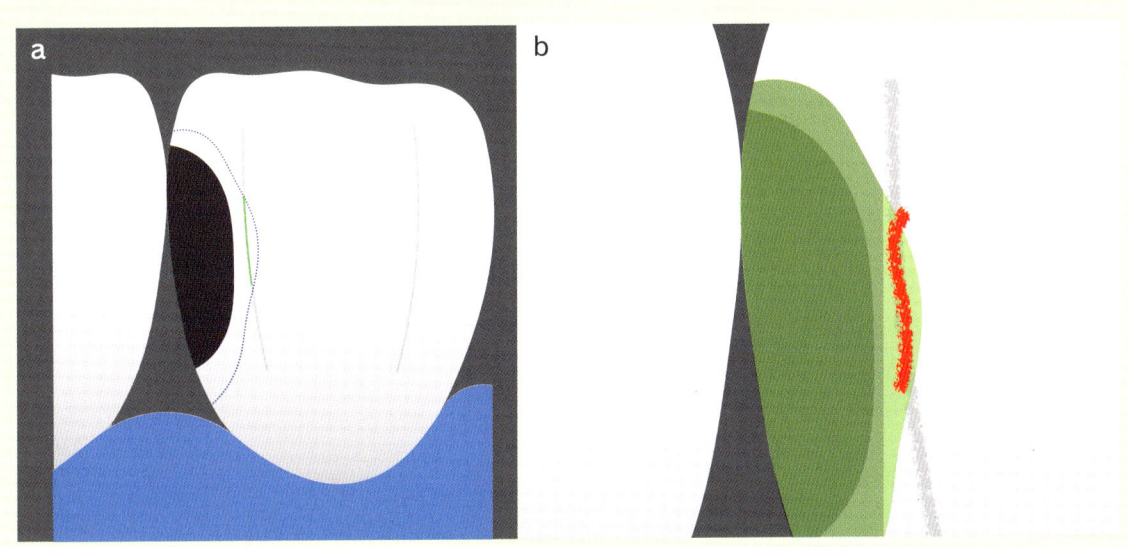

図 2-3a,b　ベベルが一部分だけでもラインアングルを超えると（**図 2-3a：緑色部**）、充填を行ったレジン（**図 2-3b：赤色部**）と残存しているラインアングルを一致させることが難しくなる。ラインアングルが乱れると審美的に問題が生じるため、ベベルはラインアングルをできるだけ超えない位置に設定する。

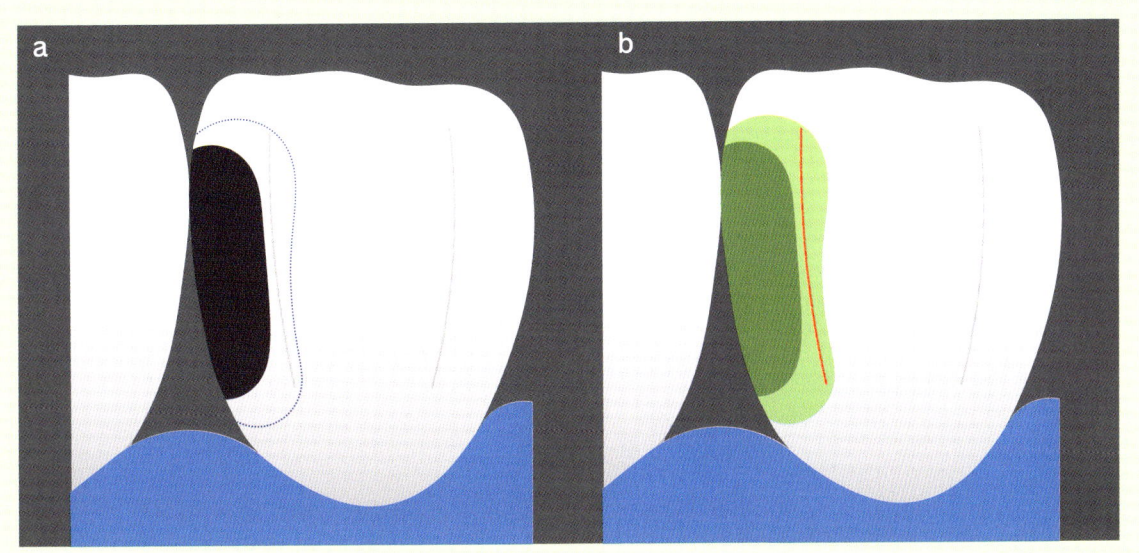

図 2-4a,b　窩洞がラインアングルを超えていないが近接している場合は、審美性を優先させベベルをラインアングルを超えて広く設定し、レジンでラインアングルを再現することがある（**図 2-4b：赤色線部**）。

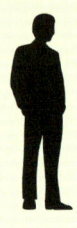

> う蝕除去後にベベル付与を終えたら、隣接面の充填を行うためにマトリックスを設置する。

鉄則 前歯には「青」のマトリックスを選択する

前歯には「青」のマトリックスを選択する（**図 2-5、6**）。「バイオレット」は、歯頸部にプレカーブが付与されているため、与えたい歯頸部の形態と一致しない。「黄」「オレンジ」は、高さが足りないため、隣接面形態を適切に付与することができない。

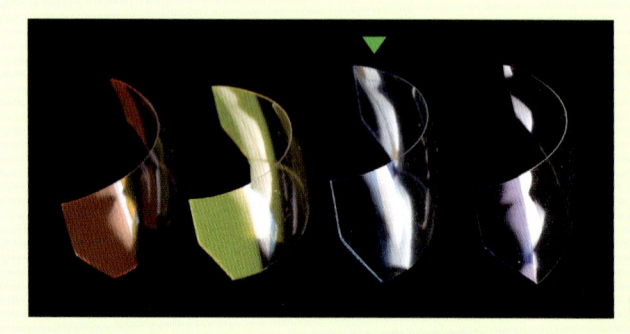

図2-5

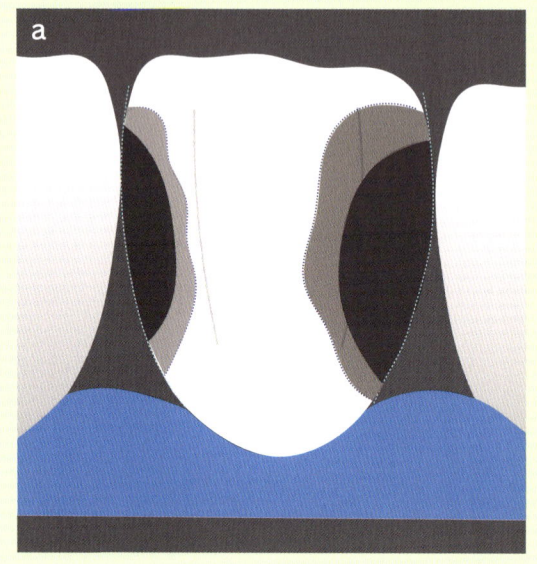

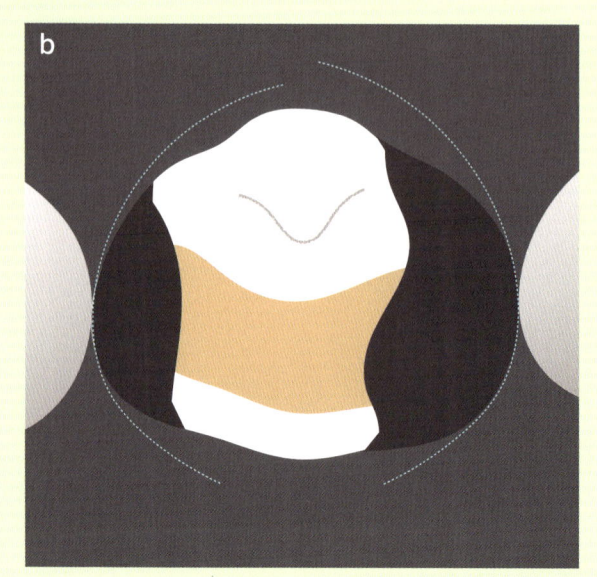

図2-6a,b マトリックスを設置した状態。

マトリックスを選択し設置し終えたら、歯頸部の歯質量を確認する。

①歯頸部の残存歯質が十分にある場合

　歯間離開用器具を装着した状態でマトリックスの形態を維持できる（**図 2-7**）。

②歯頸部の残存歯質が少ない場合

　歯間離開用器具を装着した状態でマトリックスの形態を損ねる（**図 2-8**）。

　　　→ P.107 ～ 113 で解説

③歯頸部の残存歯質が十分に存在する場合の歯間離開用器具は、アダプトルーシーウェッジフィンソール付（以下アダプトルーシーウェッジ）（Kerr）か、アイボリーセパレーター（デンテック）を選択する（**図 2-9**）。アイボリーセパレーターは、歯間離開量の調整を行いやすいため使用頻度は高い。

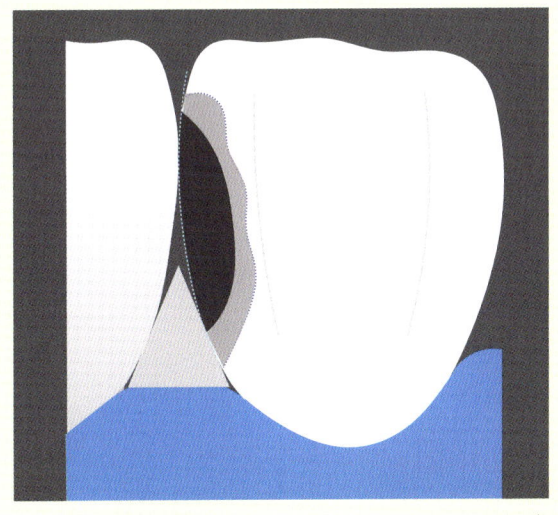 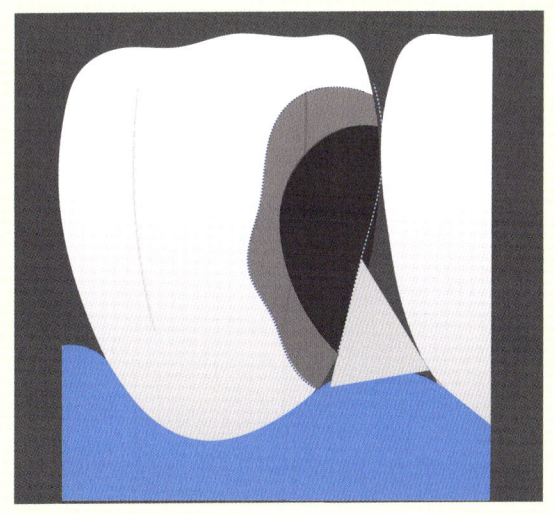

図 2-7　歯頸部の残存歯質が十分に存在するため、歯間離開用器具を装着してもマトリックスの形態を維持している状態。

図 2-8　歯頸部の残存歯質が少ないため、歯間離開用器具を装着するとマトリックスが変形する状態。

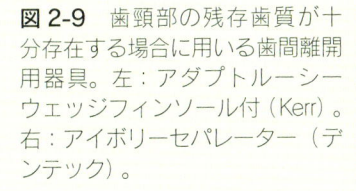 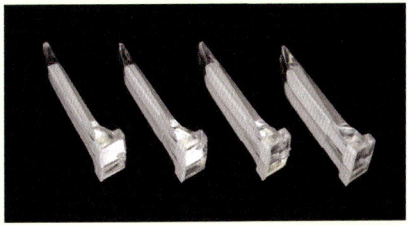 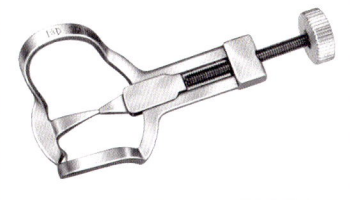

図 2-9　歯頸部の残存歯質が十分存在する場合に用いる歯間離開用器具。左：アダプトルーシーウェッジフィンソール付（Kerr）。右：アイボリーセパレーター（デンテック）。

鉄則　マトリックスのプレカーブを付与したい隣接面形態と一致させる

　歯間離開用器具を装着し終えたら、隣接面の充填を行う。CLASS Ⅱと同様に、CLASS Ⅲでも隣接面形態を適切に付与するためにマトリックスのプレカーブを活用して充填を行う。窩洞の大きさによってマトリックスを歯質にフィットさせるための対応策が変わることに注意したい。

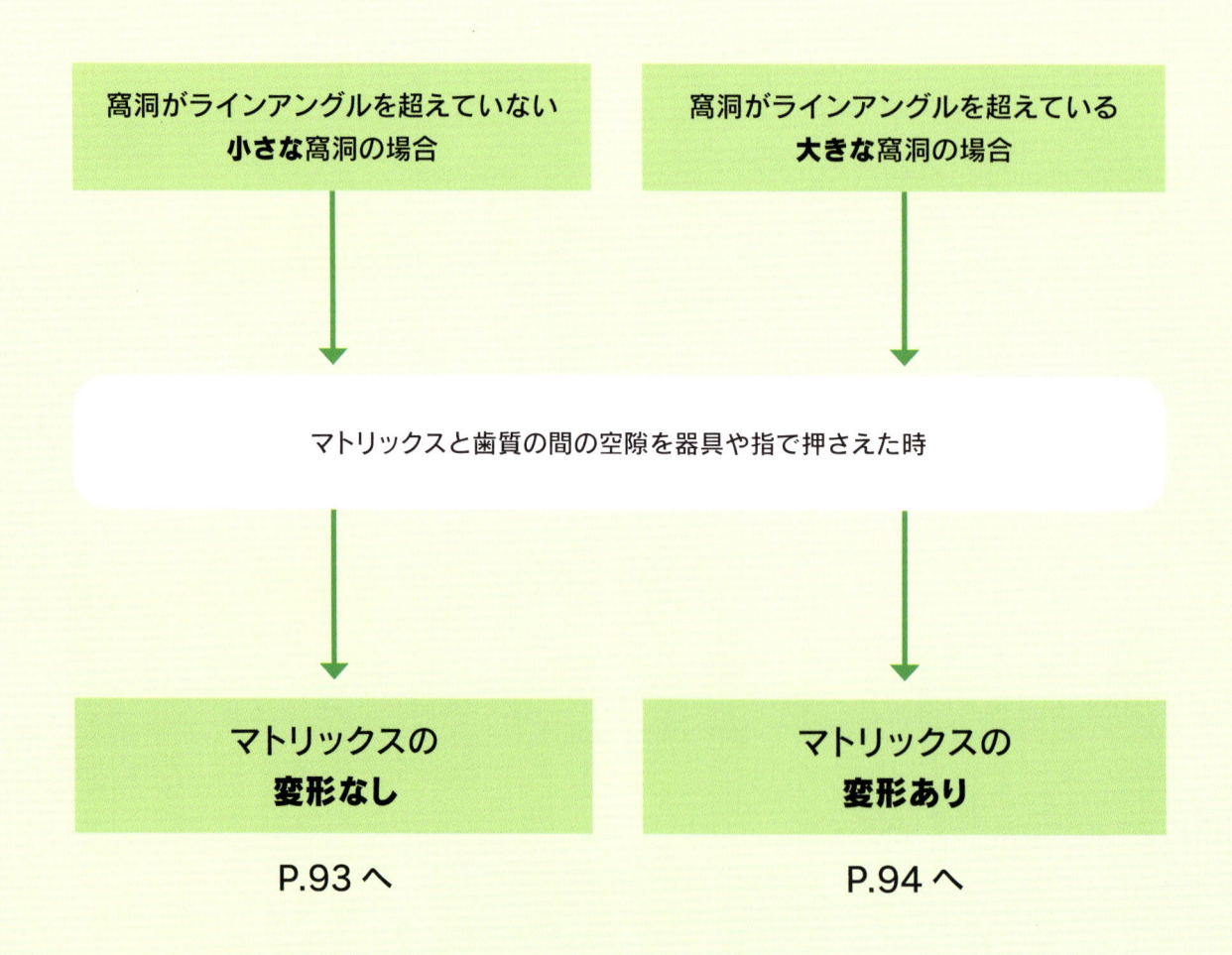

窩洞がラインアングルを超えていない
小さな窩洞の場合

窩洞がラインアングルを超えている
大きな窩洞の場合

マトリックスと歯質の間の空隙を器具や指で押さえた時

マトリックスの
変形なし

マトリックスの
変形あり

P.93へ

P.94へ

　マトリックスを設置した状態で、マトリックスと歯質の間に空隙が存在することがある（**図 2-10a**）。この空隙を閉鎖させるために、マトリックスを指や器具を用いて歯質に押さえつけてフィットさせる必要がある。窩洞が小さい場合は、マトリックスを押さえつけてもマトリックスのプレカーブを変形させることなく、付与したい隣接面形態と一致させることができる（**図 2-10b**）。この状態を確認することができれば、この後の充填操作は容易に行うことができる。

　ただし、窩洞が小さい場合でもマトリックスを押さえるとマトリックスのプレカーブを変形させ、付与したい隣接面形態と一致しないことがある。その場合は、パターン 2 の「窩洞がラインアングルを超えている大きな窩洞の場合」の P.114 を参照。

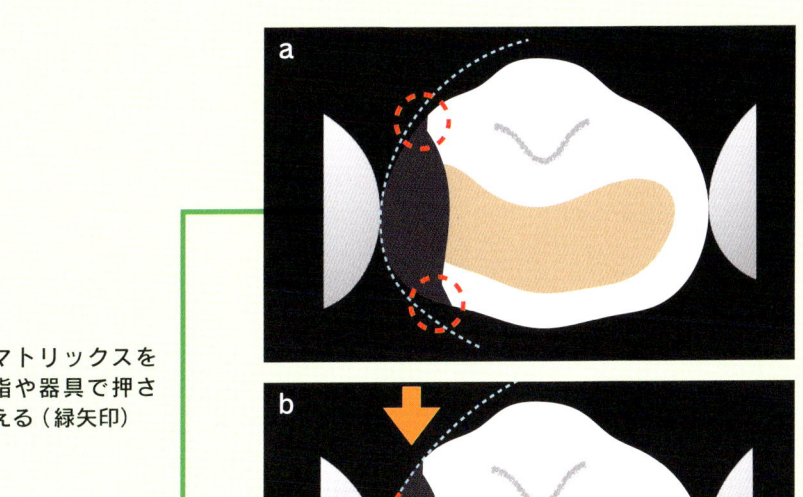
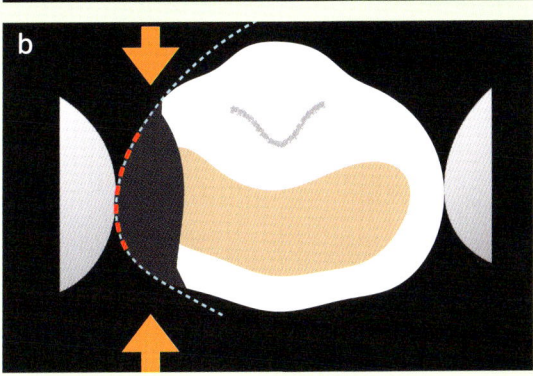

マトリックスを指や器具で押さえる（緑矢印）

図 2-10a　マトリックスを設置した状態で、マトリックスと歯質の間に空隙が存在している状態。

図 2-10b　マトリックスを歯質とフィットさせた状態で、マトリックスのプレカーブと付与したい隣接面形態が一致している状態。

　マトリックスを設置した状態で、マトリックスと歯質の間に空隙が存在することがある（**図 2-11a**）。この空隙を閉鎖させるために、マトリックスを指や器具を用いて歯質に押さえつけてフィットさせる必要がある。窩洞が大きい場合は、マトリックスを押さえつけるとマトリックスのプレカーブが先細りの形態に変形し、付与したい隣接面形態と一致させることができない（**図 2-11b**）。この状態で充填を行うと、参考症例（**図 2-11c**）のように先細りの隣接面形態からは、ラインアングルの形態を再現することができず審美・機能的に問題が生じる。

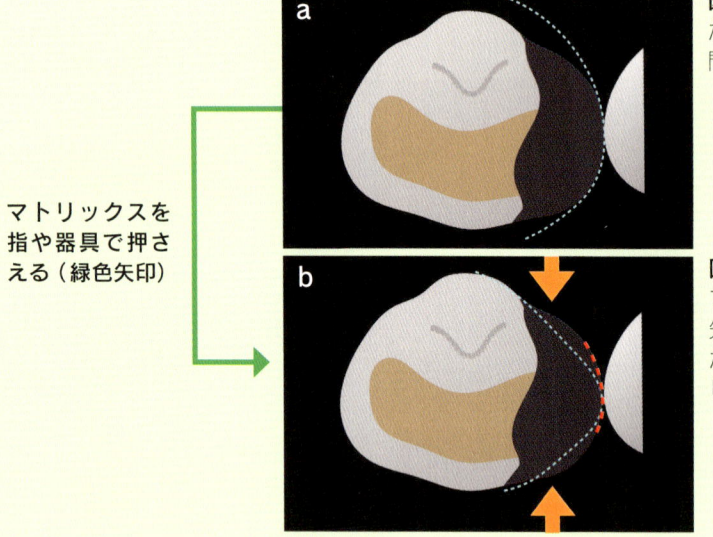

マトリックスを指や器具で押さえる（緑色矢印）

図 2-11a　マトリックスを設置した状態で、マトリックスと歯質の間に空隙が存在している状態。

図 2-11b　マトリックスを歯質とフィットさせるとマトリックスが先細りの形態に変形して、付与したい隣接面形態（赤点線部）と一致していない状態。

＜失敗参考症例＞

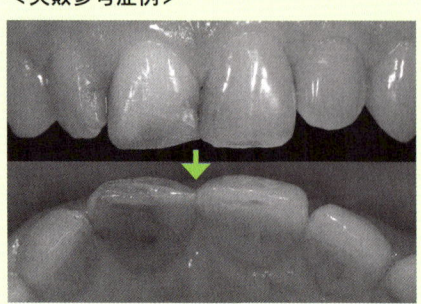

図 2-11c　マトリックスが先細りの形態に変形した状態で充填を行ったために、隣接面形態が先細りになっている状態。

CLASS Ⅲ　パターン1

窩洞がラインアングルを超えていない小さな窩洞の場合

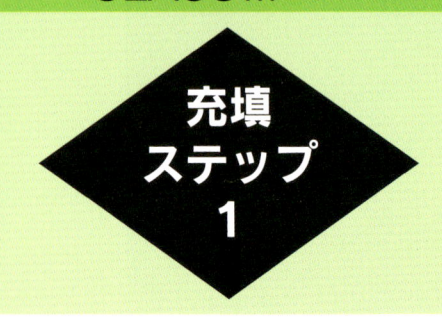

口蓋側からフロアブルレジンを充填する

窩洞が小さく歯頸部の残存歯質が十分に存在し、歯間離開用器具を装着した状態でマトリックスの形態を維持できる場合の充填方法を解説する。

歯頸部の残存歯質が十分に存在する場合、マトリックスと歯間離開用器具を装着後、マトリックスを指や器具を用いて歯面に押さえつけて口蓋側の空隙を閉鎖する。マトリックスを押さえた状態でマトリックスのプレカーブが、付与したい隣接面形態と一致していることを確認する。歯面処理後、マトリックスを歯面に押さえつけた状態で口蓋側からフロアブルレジン（27G A3）を充填する（**図 2-12: 青色部**）。充填範囲は、コンタクトポイントから口蓋側に 0.5 〜 1.0mm の位置までにする。

最初に充填した口蓋側のレジンと次に充填する隣接面のレジンには、必ずステップができる。このステップは、コンタクトポイントから 0.5 〜 1.0mm の位置であれば形態修正を行う器具を到達させることができるが、0.5mm よりもコンタクトポイントに接近すると形態修正を行うことが難しくなるため、充填範囲には注意する。

窩洞が小さく口蓋側の充填量が少ない場合は、口蓋側と隣接面の充填を同時に行うことがある。充填範囲は、コンタクトポイントから唇側に 0.5 〜 1.0mm の位置までにする（**図 2-13**）。

マトリックスを押さえつけるとマトリックスのプレカーブが変形し、付与したい隣接面形態と一致しない場合は、パターン 2 の『窩洞がラインアングルを超えている大きな窩洞の場合』（P.114）の充填方法で行う。

重 要 ▶▶ マトリックスを歯面にしっかり適合させて形態を維持し、
レジンが漏れないようにする

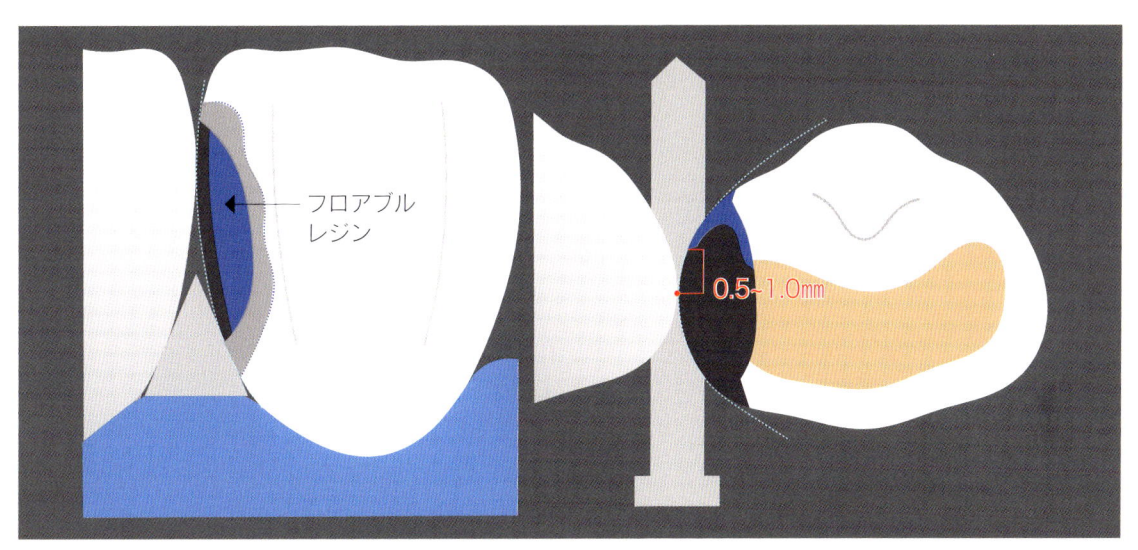

図 2-12 充填範囲は、コンタクトポイントから口蓋側に 0.5 ～ 1.0mm の位置までにする。

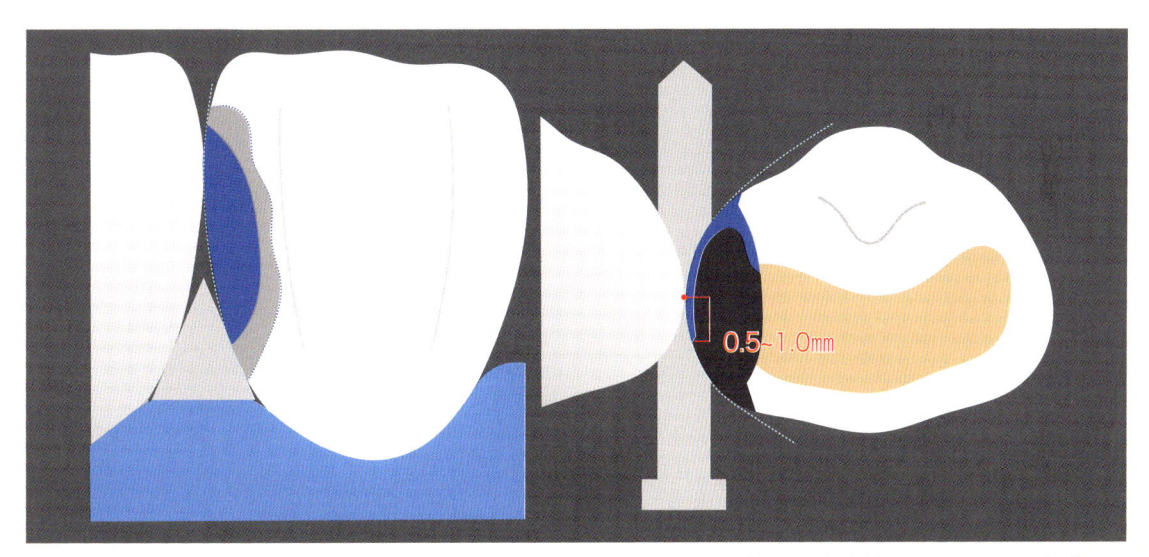

図 2-13 窩洞が小さい場合、口蓋側と隣接面の充填を同時に行うことがある。充填範囲は、コンタクトポイントから唇側に 0.5 ～ 1.0mm の位置までにする。

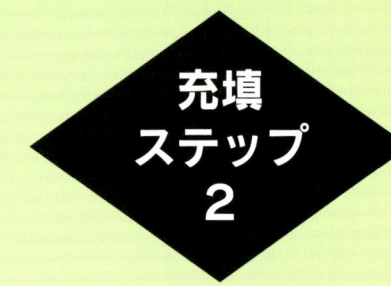

充填
ステップ
2

マトリックスのプレカーブを活用して隣接面を充填する

　口蓋側の充填を終えたら、隣接面の充填を行う。フロアブルレジン（27G A3）（**図 2-14**）をマトリックスのプレカーブに沿って流し込み、隣接面の隔壁を充填する。　充填範囲は、口蓋側に充填を行った位置（コンタクトポイントから唇側に 0.5 ～ 1.0mm の位置）から唇側への充填は、コンタクトポイントから口蓋側に 0.5mm ～ 1.0mm の位置までにする（**図 2-15a: ピンク色部**）。その理由は以下の2つである。

①マトリックスに沿って充填を行ったとしても、最初に充填した口蓋側のレジンと次に充填した唇側のレジンには必ず境界ができる。この境界は、研磨を行う必要がある。境界がコンタクトポイント部にできた場合、研磨を行うことでコンタクトポイントがあまくなる。コンタクトポイントから口蓋側に 0.5 ～ 1.0mm の位置に設定することで、形態修正を行う器具を到達させることができるようになる。

②唇側に 1.0mm 以上の位置まで充填を行うと、最後に充填を行うペーストレジンとの色調の境界が唇側の目立つ位置にできるため、審美的な問題が生じることがある。また、窩洞が小さい場合に口蓋側への充填量が多くなると、次の充填を行う際にフロアブルレジンのシリンジが入らなくなることがある。また、充填を行っているレジンを目視できなくなることで、気泡を混入させる危険性も高くなる。そのため、隣接面の充填範囲は口蓋側に 0.5 ～ 1.0mm 程度の位置までにする。口蓋側と隣接面の充填を終えたら、レジンの厚みを確保する。

①フロアブルレジン（A3 もしくは A3.5）を口蓋側 1/3 程度の範囲まで積層充填し、厚みを確保する（**図 2-15b**）。同時に、レジン充填が行われていない歯質にファウンデーションレイヤーを行っておく。

②充填範囲は、口蓋側 1/3 程度の範囲まで積層充填し、厚みを確保する。中央部付近まで充填を行いすぎると、この後のオーペク色を充填するスペースがなくなるため、充填量には注意が必要である。

フロアブルレジン

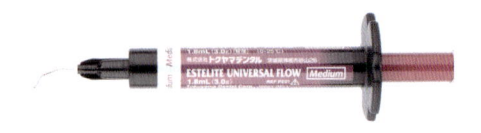

図 2-14　エステライトユニバーサルフロー Medium （27G A3）（トクヤマデンタル）。

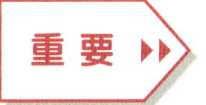 **重要** ▶▶ 唇側への充填は、コンタクトポイントから 0.5 〜 1.0mm 程度の
位置までにする

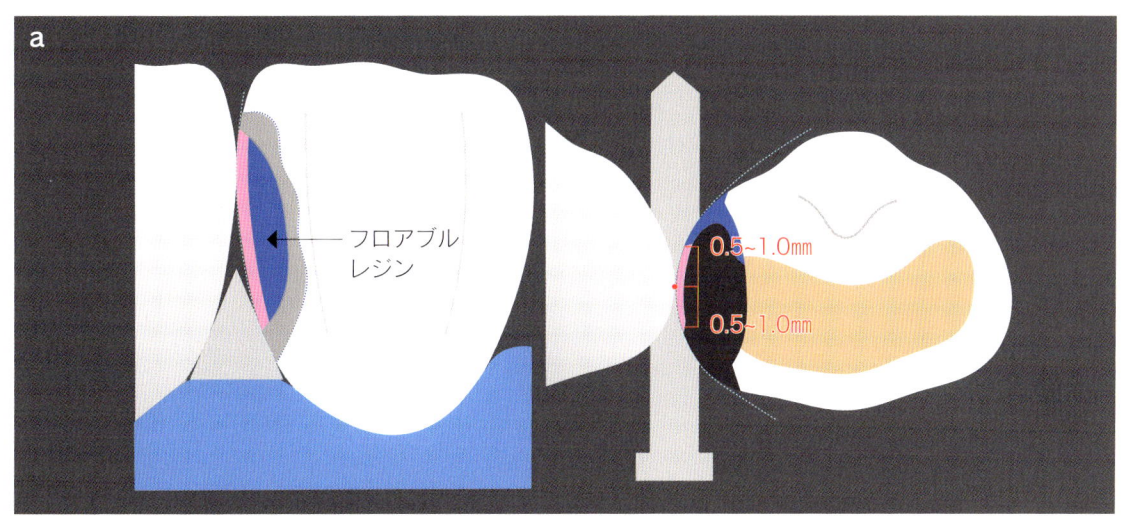

図 2-15a 充填範囲は、口蓋側に充填を行った位置（コンタクトポイントから口蓋側に 0.5 〜 1.0mm の位置）
から唇側への充填は、コンタクトポイントから唇側に 0.5 〜 1.0mm の位置までにする（**ピンク色部**）。

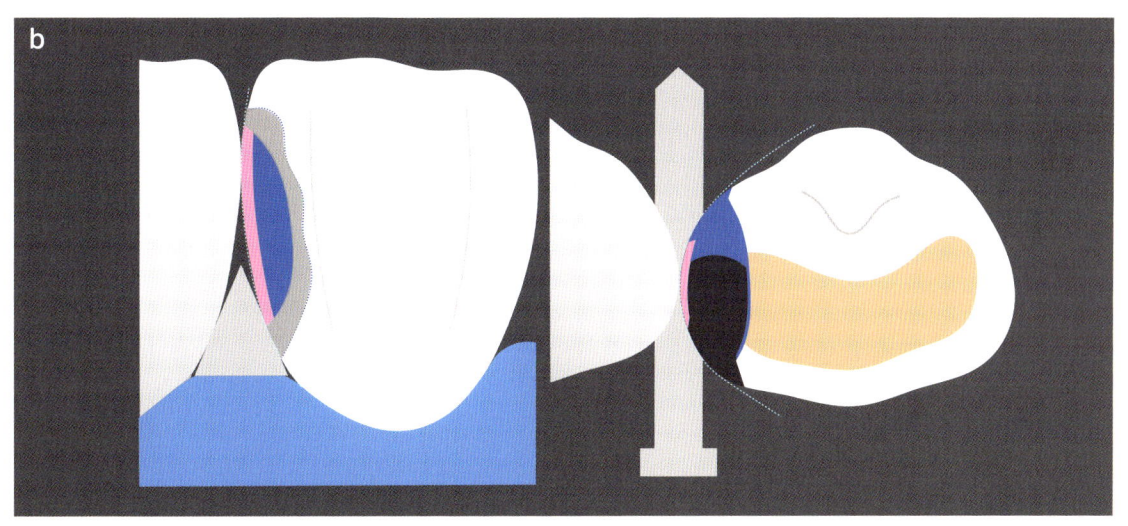

図 2-15b レジンの厚みを確保する際に中央部付近まで充填を行いすぎると、後にオペーク色を充填するスペー
スがなくなる。明度のコントロールを行えなくなるため、充填量は口蓋側 1/3 程度にとどめておく。

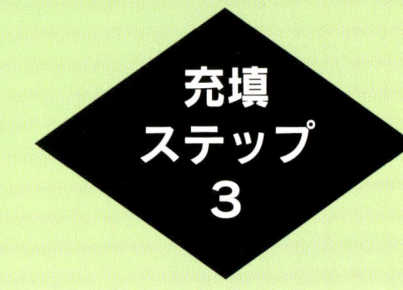

光の透過を遮断するために
オペーク色を充填する

口蓋側 1/3 程度の範囲まで充填を終えたら、オペーク色の充填を行う。

①マトリックスが邪魔になりレジン充填を行いにくい場合は、歯間離開用器具とマトリックスを除去することがある。隣接面のレジンが薄く、歯間離開用器具を除去するとレジンが変形する可能性がある場合は、マトリックスのみを除去し歯間離開用器具は装着した状態で充填を行う。マトリックスが邪魔にならない場合は、マトリックスを設置した状態で充填を行う。

②Ⅲ級窩洞は、唇側から観察すると光が透過して暗く見える、明度が低い状態である。そのため、光を遮断し明度を上げるために、オペーク色を充填する必要がある。フロアブルレジン（20G OPA3）を用いて暗く見えなくなるまで、確認しながら少しずつ充填・重合を行う（**図 2-16：黄色部、図 2-17**）。オペーク色を充填しすぎると、明度が上がりすぎて白くなることがあるため、オペーク色の充填量には注意が必要である。窩洞が小さい場合、失った象牙質の量が少ないためオペーク色を充填する必要がないことがわかる。

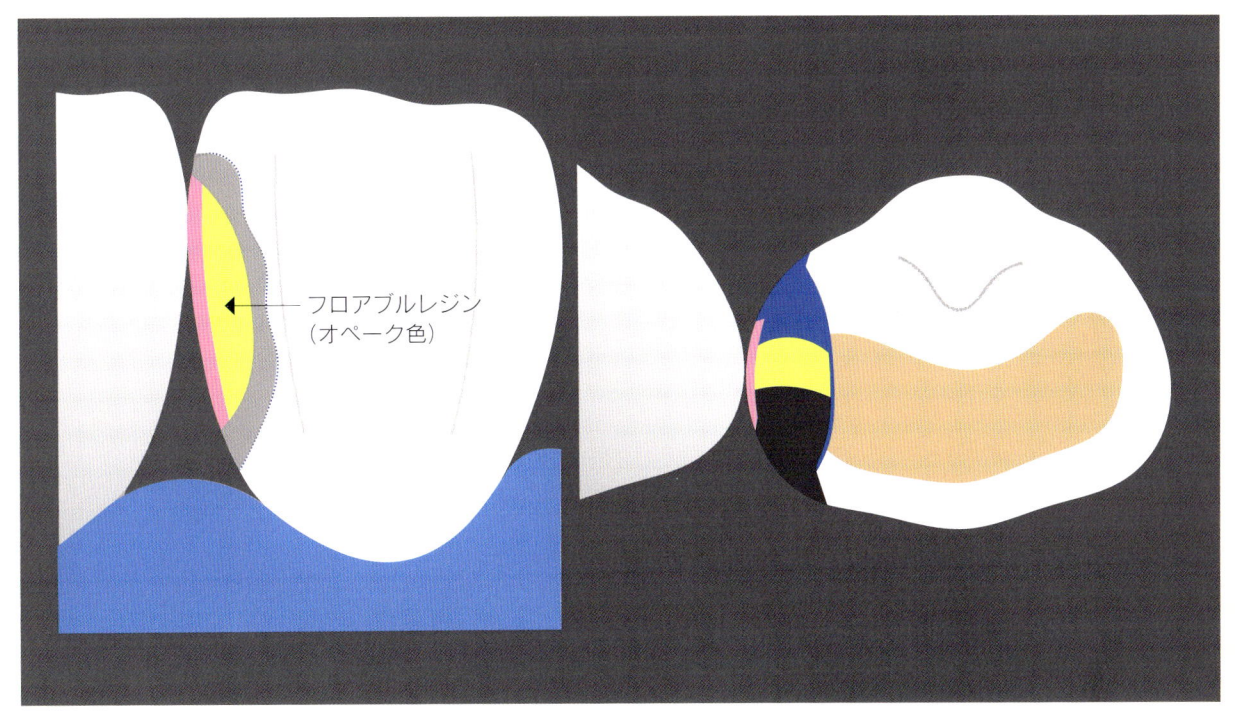

フロアブルレジン
（オペーク色）

図 2-16

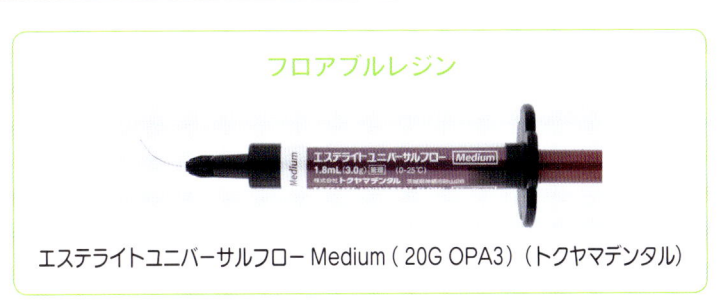

フロアブルレジン

エステライトユニバーサルフロー Medium（20G OPA3）（トクヤマデンタル）

図 2-17

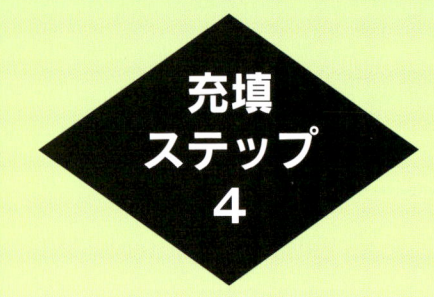

周囲と違和感がなくなるまでボディー色を充填する

オペーク色の充填を行い光の透過を遮断することができたら、ボディー色を充填する。

①マトリックスを設置したまま充填を行った場合は、ここで歯間離開用器具と一緒に除去する。

②充填操作を行う頃には、歯は脱水して白くなり本来の色ではなくなっているため、色調ではなく明度を参考に充填を行う。

③オペーク色を充填した後は、光は遮断できているが周囲の歯質とは明度が合っていない状態である。フロアブルレジン（A3 もしくは A3.5）を用いて、残存している周囲の歯と明度が合い、周囲と馴染み違和感がなくなるまで少しずつ積層充填を行う（**図 2-18：赤色部、図 2-19**）。

明度が合い、周囲と馴染むまで、ボディー色を充填する

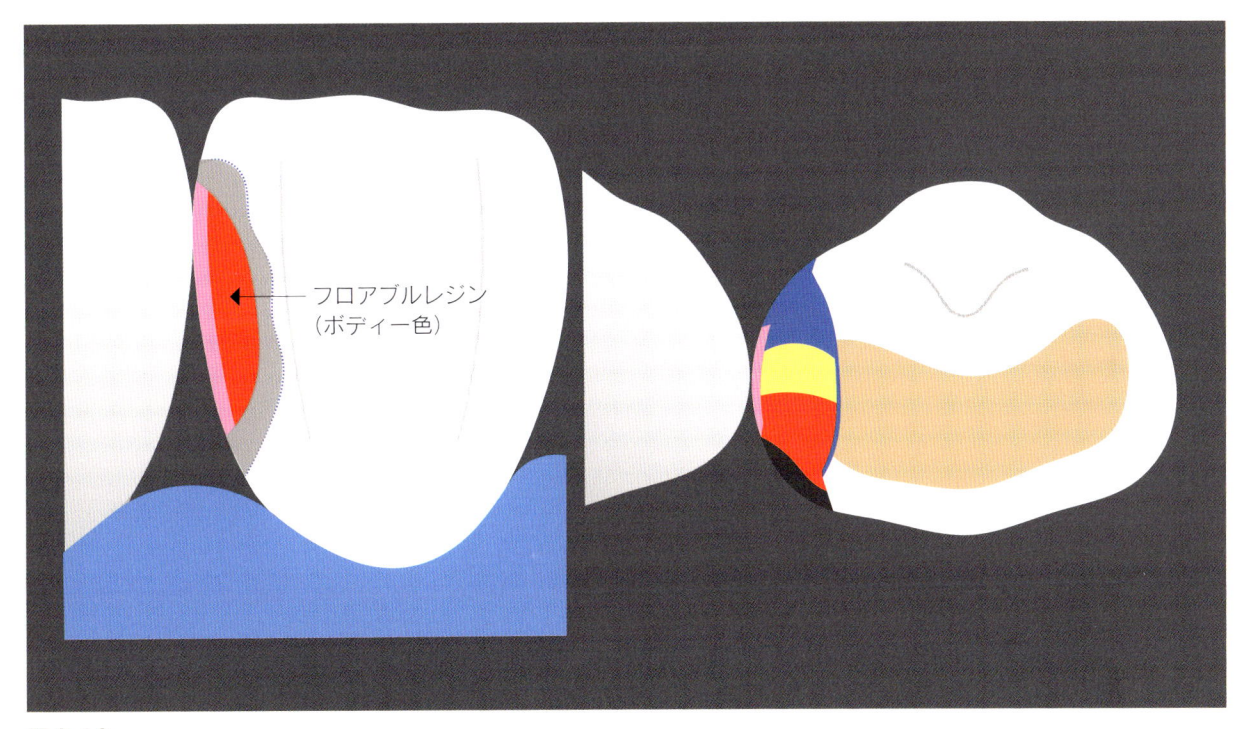

図 2-18

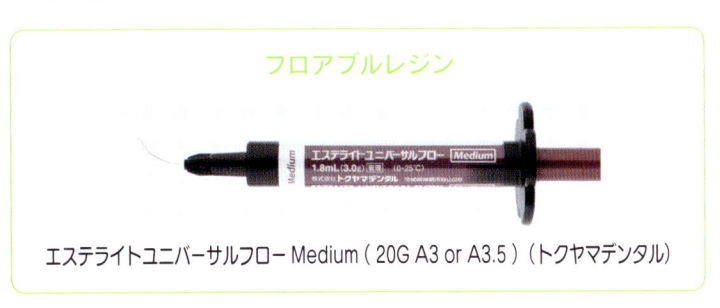

エステライトユニバーサルフロー Medium（20G A3 or A3.5）（トクヤマデンタル）

図 2-19

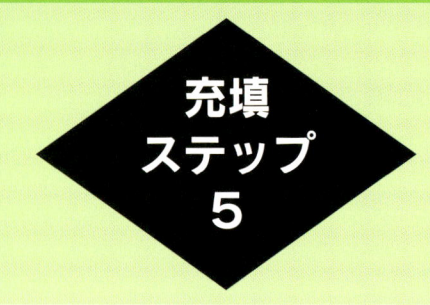

唇側の最表層部には
エナメル色を充填する

ボディー色の充填を行い周囲と馴染み違和感がない状態にできたら、エナメル色の充填を行う。

①唇側の最表層部は、ペーストレジン（OcE）を用いて充填を行う（**図 2-20：緑色部**）。ボディー色の充填を行った後は、周囲の歯質と明度を合わせている状態であるため、色調を確認しながら充填を行う必要がない。レジンが充填操作時に硬化しないように、オレンジフィルターをかけて処置を行う。

②本 Chapter パターン 1 で解説しているのは、窩洞とベベルがラインアングルを超えていない状態であるため、レジンがラインアングルのトップの部分にかからないように注意する。ラインアングルまでレジン充填を行うと、ラインアングルの連続性が断たれて歯の形態を損ねることになる。

③研磨を終えた最終形態を 100% とするならば、充填後の状態は 103% 程度の形態に充填を行い、形態修正と研磨で 100% にするイメージで行う。130% 程度のオーバーな形態に充填を行うと、バーを用いて 100% の形態に修正することは困難である。最小限の形態修正と研磨で終えられるように 103% 程度の充填量を心がける。充填後は、表層に気泡がなくレジンの不足部分がないことを確認して、酸素遮断剤をレジン表面に塗布し最終重合を行う。

④最終重合後、形態修正と研磨を行う。

仕上げの形態修正、研磨は Chapter3 の P.160 を参照

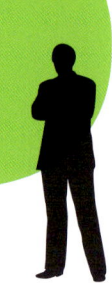

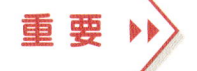 **▶▶ レジンがラインアングルのトップの部分にかからないよう注意！**

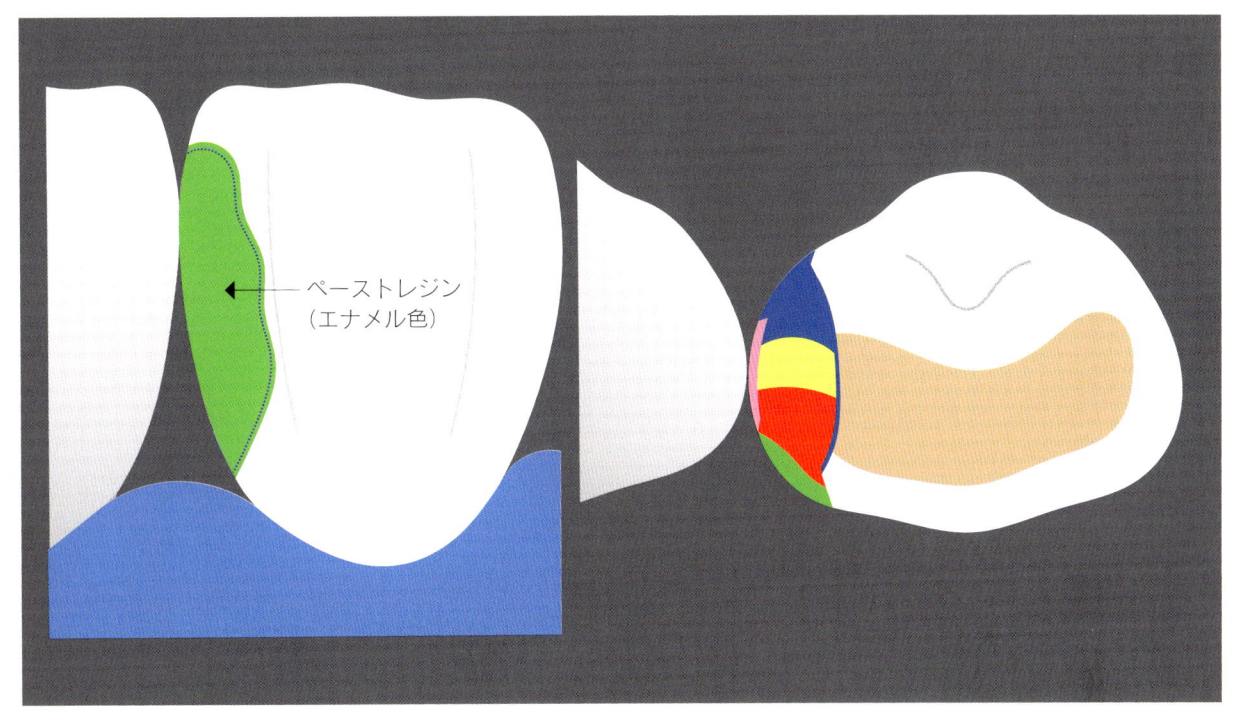

ペーストレジン
（エナメル色）

図 2-20

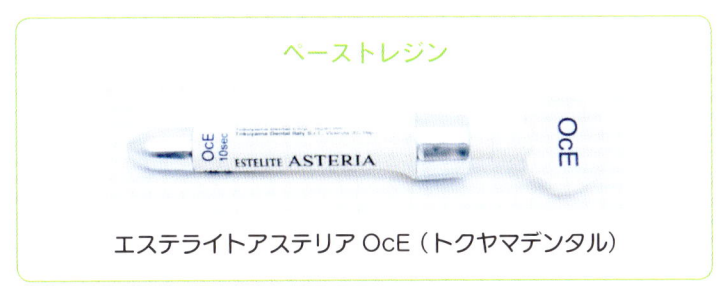

ペーストレジン

エステライトアステリア OcE（トクヤマデンタル）

図 2-21

CLASS III　パターン2

窩洞がラインアングルを超えている大きな窩洞の場合

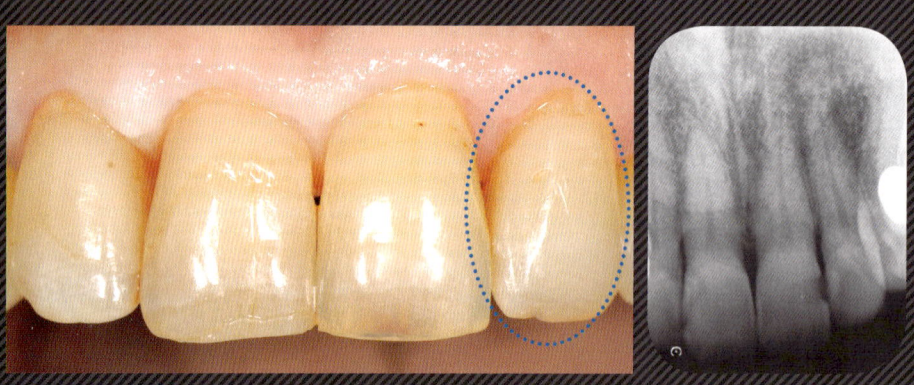

窩洞がラインアングルを超えていた例。歯冠形態が再現されていない不適切な充填が行われている。

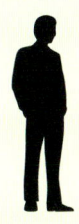

「青」のマトリックスを選択し設置し終えたら、歯頸部の歯質量を確認する。

①歯頸部の残存歯質が十分ある場合

歯間離開用器具を装着した状態で、マトリックスの形態を維持できる（**図2-22**）。

→ P.111 からの充填操作を参照

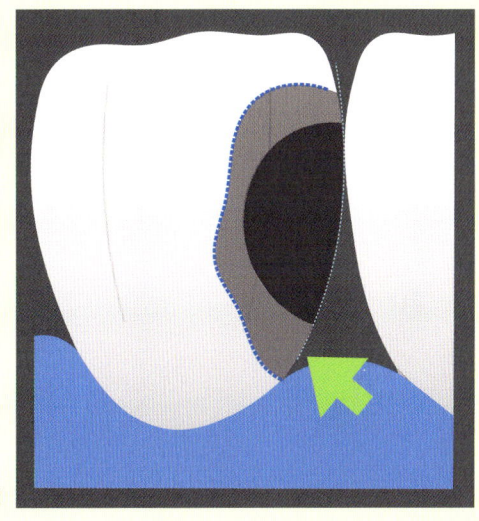

図 2-22

②歯頸部の残存歯質が少ない場合

歯間離開用器具を装着した状態で、マトリックスの形態を損ねる（**図2-23**）。

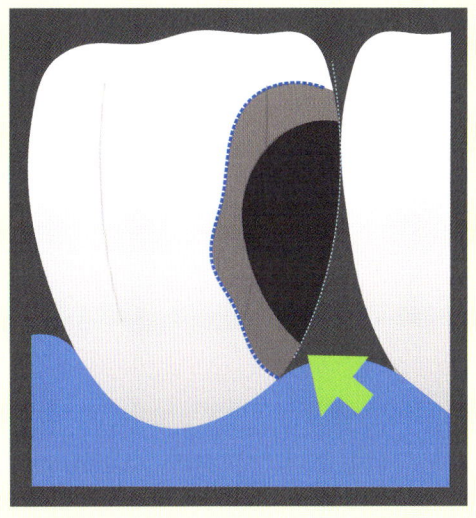

図 2-23

　歯頸部の歯質が少ない場合、歯間離開用器具を装着するとマトリックスのプレカーブ形態が変形する（**図2-24**）。マトリックスが変形した状態で隣接面のレジン充填を行うと（**図2-25：ピンク色部**）、下部鼓形空隙の形態を適切に付与することができない。一度陥凹した形態に充填を行うと、充填後に形態を改善することはできない。そこで歯間離開用器具を装着しても、マトリックスの形態を変形させないように歯頸部にレジン充填を行い、前準備を行っておく。

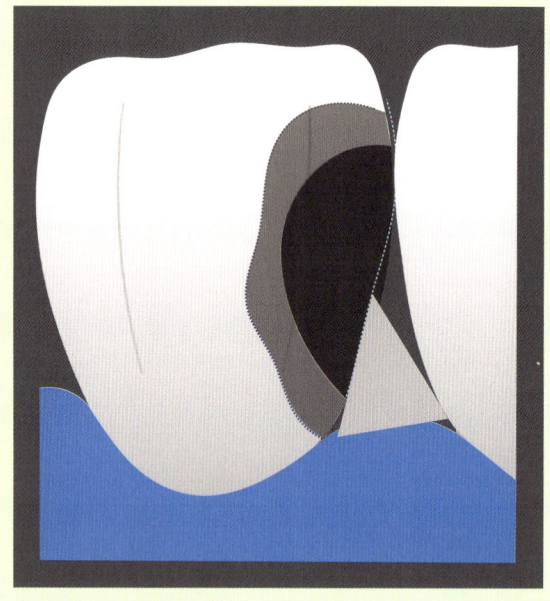 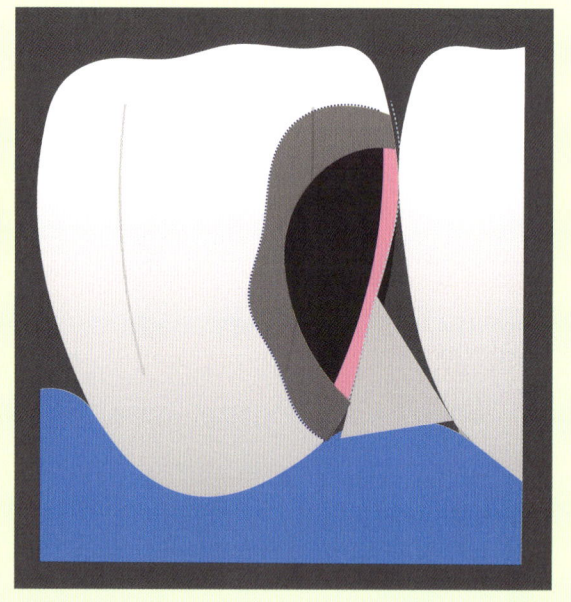

図2-24　歯頸部の残存歯質が少ない場合、歯間離開用器具を装着するとマトリックスのプレカーブが変形する。

図2-25　マトリックスが変形した状態でピンク部にレジン充填を行うと、下部鼓形空隙が変形する。

青のセクショナルマトリックスを設置し、ラバーウエッジを切縁側から挿入する。この時、ラバーウェッジはマトリックスが歯質とフィットしている状態で、マトリックスのプレカーブ形態を変形させないようにする（**図 2-26**）。

歯面処理後、フロアブルレジン（27G A3）を用いて歯頸部の充填を行う。充填範囲は、歯間離開用器具が装着できる高さで、コンタクトポイントより2.0mm以上下方の位置までにする（**図 2-27、28**）。すなわち、隣接面の充填を行った後に形態修正・研磨を行えるような位置に設定する。

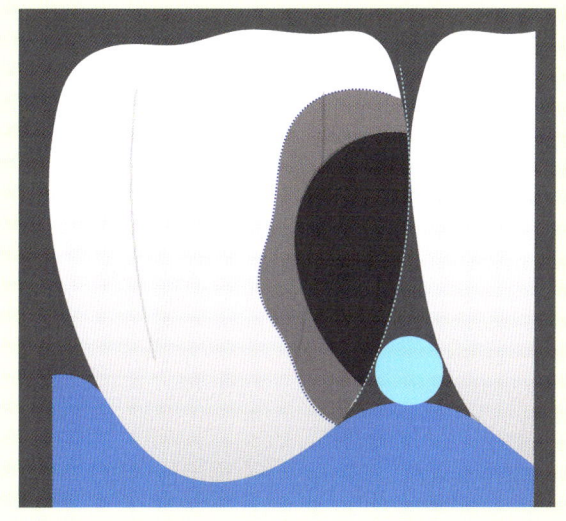

図 2-26 ラバーウェッジがマトリックスの形態を保持し、歯質とフィットしている状態。

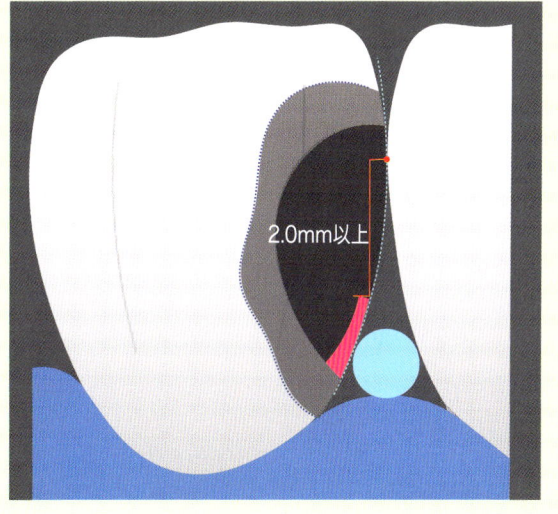

図 2-27 マトリックスの形態に沿って歯頸部の充填を行った状態（ピンク色部）。

図 2-28a,b

a：切縁側断面図
充填範囲はコンタクトポイントから頬舌側に0.5～1.0mmの位置までにする。

b：近遠心側断面図
充填範囲は、歯間離開用器具が装着できる高さで、コンタクトポイントより2.0mm以上下方の位置までにする。

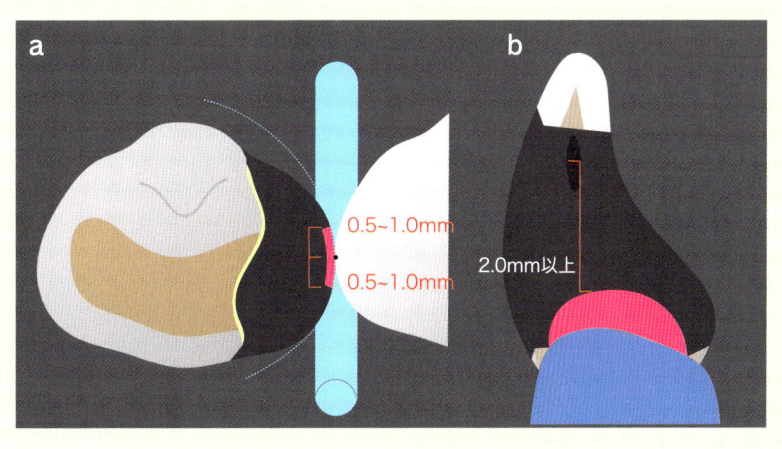

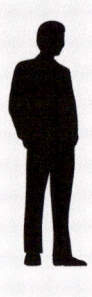

歯頸部の充塡を行う際に注意すべきポイントが4つある。

①歯頸部の充塡範囲

②マトリックスの変形

③頬舌側の充塡範囲

④歯頸部に充塡を行ったレジンの補強

である。

⚠ 歯頸部の充塡を行う際の注意点① 歯頸部の充塡範囲

前述のように歯頸部の充塡範囲は、歯間離開用器具が装着できる高さで、コンタクトポイントより 2.0mm 以上下方の位置までにする（**図 2-27、28b**）。**図 2-29a** のように充塡範囲がコンタクトポイントに近接している場合、残りの隣接面の充塡を行った後に形態修正・研磨を行えない。**図 2-29b** のように歯頸部のレジン充塡量が不足している場合、歯間離開用器具に耐えられずにマトリックスが変形する。充塡範囲には注意が必要である。

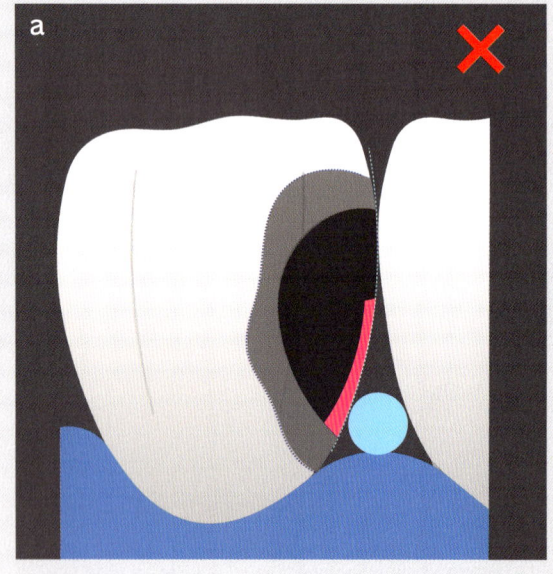

図 2-29a 充塡範囲がコンタクトポイントに近接している状態。

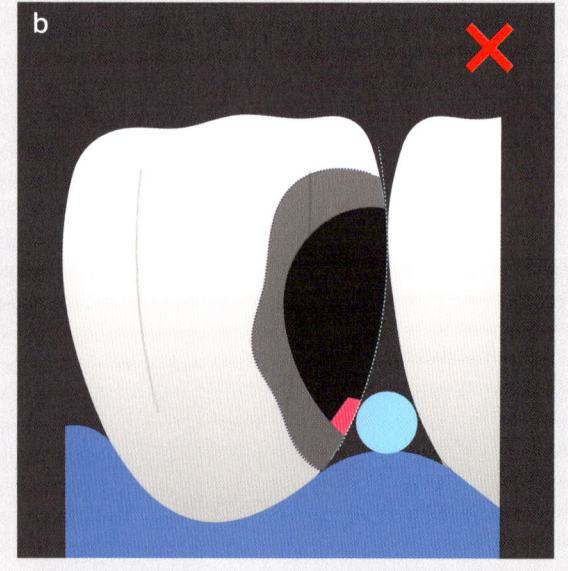

図 2-29b 充塡量が不足している状態。

　マトリックスを設置した状態で、マトリックスと歯質の間に空隙が存在することがある（**図2-30a**）。この空隙を閉鎖させるために、マトリックスを指や器具を用いて歯質に押さえつけてフィットさせる必要がある。窩洞が大きい場合は、マトリックスを押さえつけるとマトリックスのプレカーブが先細りの形態に変形し、付与したい隣接面形態と一致させることができない（**図2-30b**）。この状態で充填を行うと、失敗参考症例（P.94）のように先細りの隣接面形態となり、ラインアングルの形態を再現することができず審美・機能的に問題が生じる。

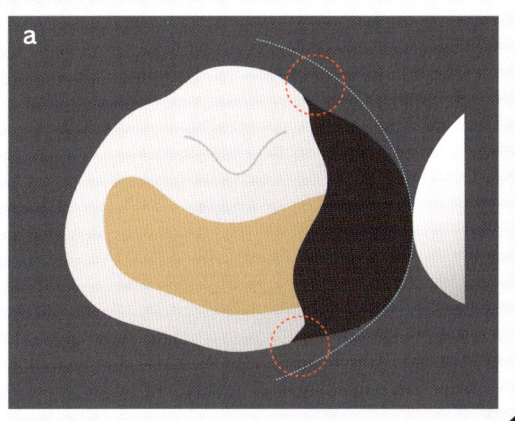

図 2-30a　マトリックスを設置した状態で、マトリックスと歯質の間に空隙が存在している状態。

マトリックスを指でおさえる（オレンジ色矢印）

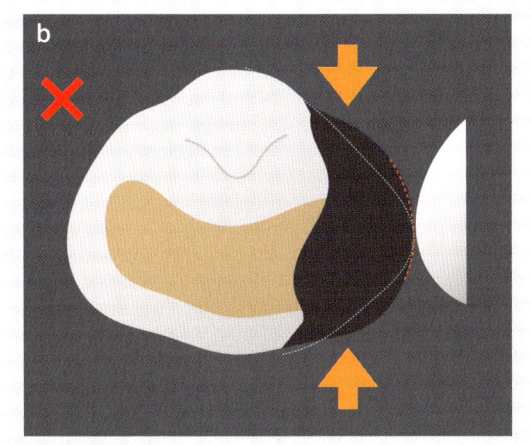

図 2-30b　マトリックスを歯質とフィットさせるとマトリックスが先細りに変形し、付与したい隣接面形態（赤色点線部）と一致していない状態。

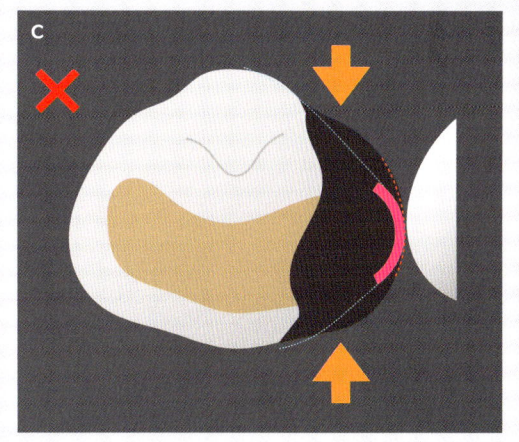

図 2-30c　マトリックスが変形した状態でレジン充填を行い、隣接面形態が先細りになっている状態（ピンク色部）。

　歯頸部の頬舌的な充塡範囲は、コンタクトポイントから唇側・口蓋側に 0.5 ～ 1.0mm の位置までにする（**図 2-31a**）。充塡操作を行う前に、マトリックスのプレカーブの形態が付与したい隣接面形態と一致しているかどうかを確認する。一致していない場合、マトリックス押さえて付与したい隣接面形態と一致させてから充塡を行う。

　歯頸部の頬舌的な充塡を付与したい隣接面形態と一致していない範囲まで余分に行うと（**図 2-31b**）、オーバーカントゥアーになったり、後の充塡で付与したい形態よりもオーバーな形態になることで、充塡後に大幅な形態修正が必要になる。歯頸部の頬舌的な充塡を付与したい隣接面形態と一致している範囲だが、充塡量が少なくコンタクトポイントに近接した位置に行うと（**図 2-31c**）、隣接面に充塡したレジンと次に充塡する唇側・口蓋側に充塡するレジンの境界部を形態修正することが困難になる。充塡後に行う形態修正を考慮して、唇側・口蓋側の充塡範囲はコンタクトポイントから唇側・口蓋側に 0.5 ～ 1.0mm の位置までにしておく。

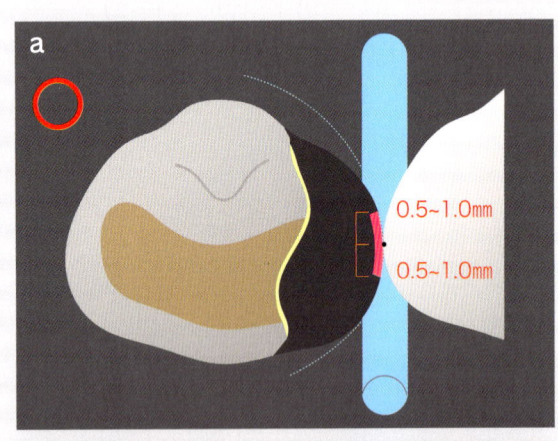

図 2-31a　歯頸部の頬舌的な充塡をコンタクトポイントから唇側・口蓋側に 0.5 ～ 1.0mm の位置まで行っている状態（ピンク色部）。

図 2-31b　歯頸部の頬舌的な充塡を付与したい隣接面形態と一致していない範囲まで余分に充塡を行っている状態（ピンク色部）。形態修正に時間がかかる。

図 2-31c　歯頸部の頬舌的な充塡を付与したい隣接面形態と一致している範囲だが、充塡量が少なくコンタクトポイントに近接した位置に行っている状態（ピンク色部）。形態修正が困難になる。

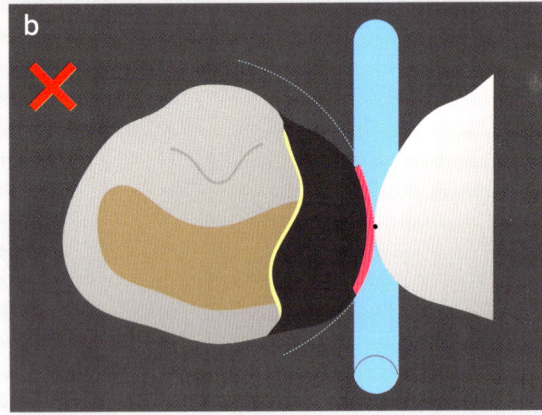
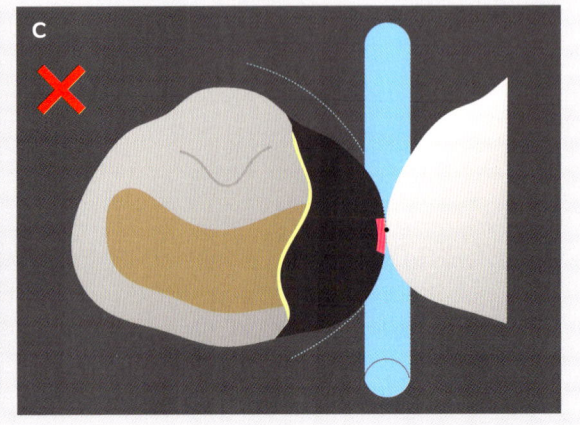

　歯頸部の充填を終えた直後は、レジンが薄い状態であるため補強を行っておく（**図2-32**）。歯頸部のレジンが薄い状態で歯間離開用器具を装着すると、レジンが変形する（**図2-33**）。レジンが変形すると、変形したレジンを除去して再度充填をやり直す必要があるため、歯間離開用器具に耐えられる厚みを確保しておく。

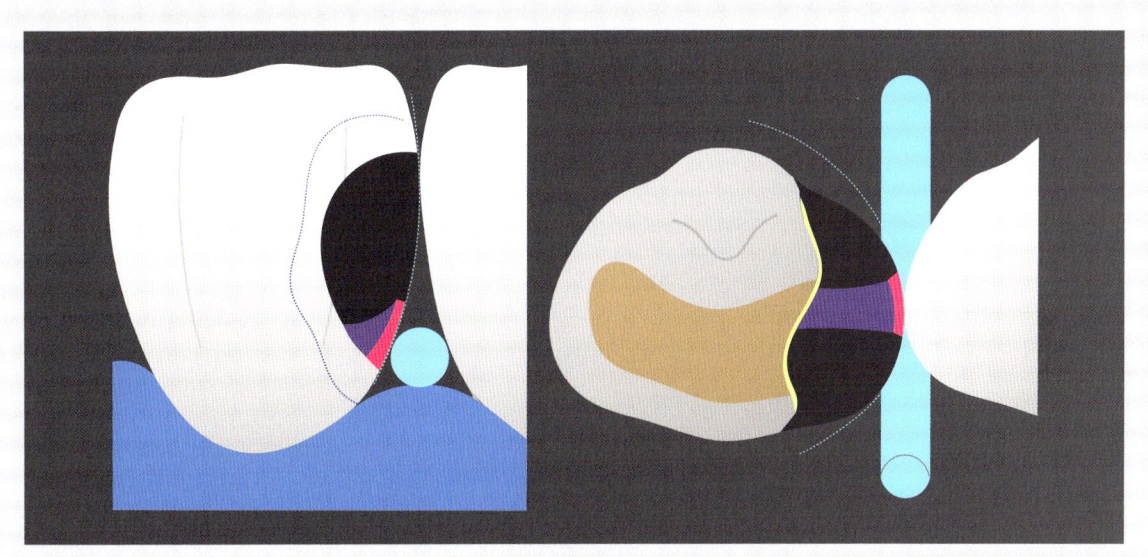

図2-32　歯頸部の薄いレジンに補強を行い、歯間離開用器具に耐えられる厚みを確保した状態（紫色部）。

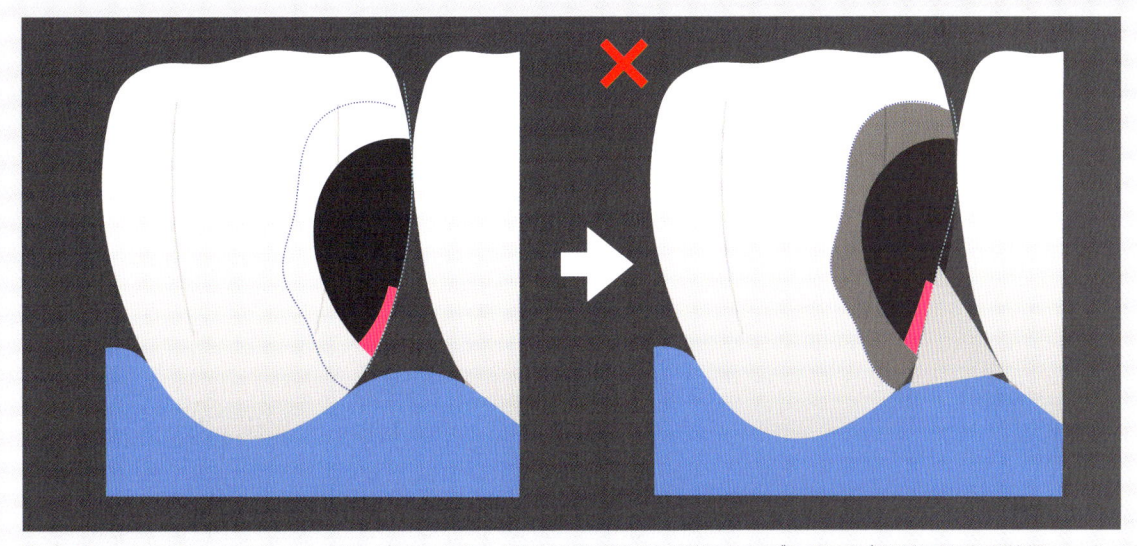

図2-33　歯頸部に充填したレジンが薄いため、歯間離開用器具に耐えられずレジンが変形している状態。

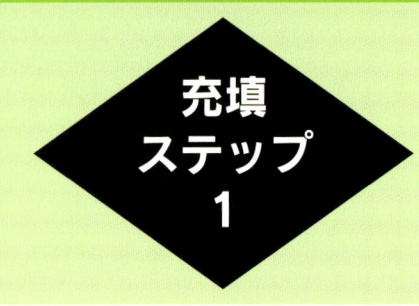

**充填
ステップ
1**

マトリックスのプレカーブを
活用して隣接面を充填する

　歯頸部の充填を終えたら、隣接面の充填を行う。ラバーウェッジを除去して歯間離開用器具（三角形のウェッジか、アイボリーセパレーター）を装着し、フロアブルレジン（27G A3）をマトリックスのプレカーブに沿って流し込み、隣接面の隔壁を充填する。　充填範囲は、コンタクトポイントから唇側・口蓋側に0.5～1.0mmの位置までにする（**図2-34: ピンク色部、図2-35**）。その理由は2つである。

①マトリックスに沿って充填を行ったとしても、最初に充填した口蓋側のレジンと次に充填した唇側のレジンには必ず境界ができ、その部分にはステップができる。このステップは、研磨を行う必要がある。ステップがコンタクトポイント部にできると、研磨を行うことでコンタクトがあまくなる。コンタクトポイントから唇側に0.5～1.0mmの位置であれば形態修正を行う器具を到達させることができる。

②唇側に1.0mm以上の位置まで充填を行うと、最後に充填を行うペーストレジンとの色調の境界が唇側の目立つ位置にできるため、審美的な問題が生じることがある。また、窩洞が小さい場合に唇側への充填量が多くなると、次の充填を行う際にフロアブルレジンのシリンジが入らなくなることがある。また、充填を行っているレジンを目視できなくなることで、気泡を混入させる危険性も高くなる。そのため、隣接面の充填範囲は、唇側に0.5～1.0mm程度の位置までにする。ファウンデーションレイヤーは、隣接面を充填する前に行っておいた方がよいが、窩洞が小さくフロアブルレジンのチップを到達させることが困難な場合は、隣接面充填後に行うこともある（**図2-34：黄色部**）。

MOVIE
15

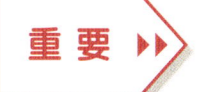 **重 要** ▶▶ 境界線の研磨を行うために唇側・口蓋側への充填は、
コンタクトポイントから 0.5mm〜1.0mm 程度とする

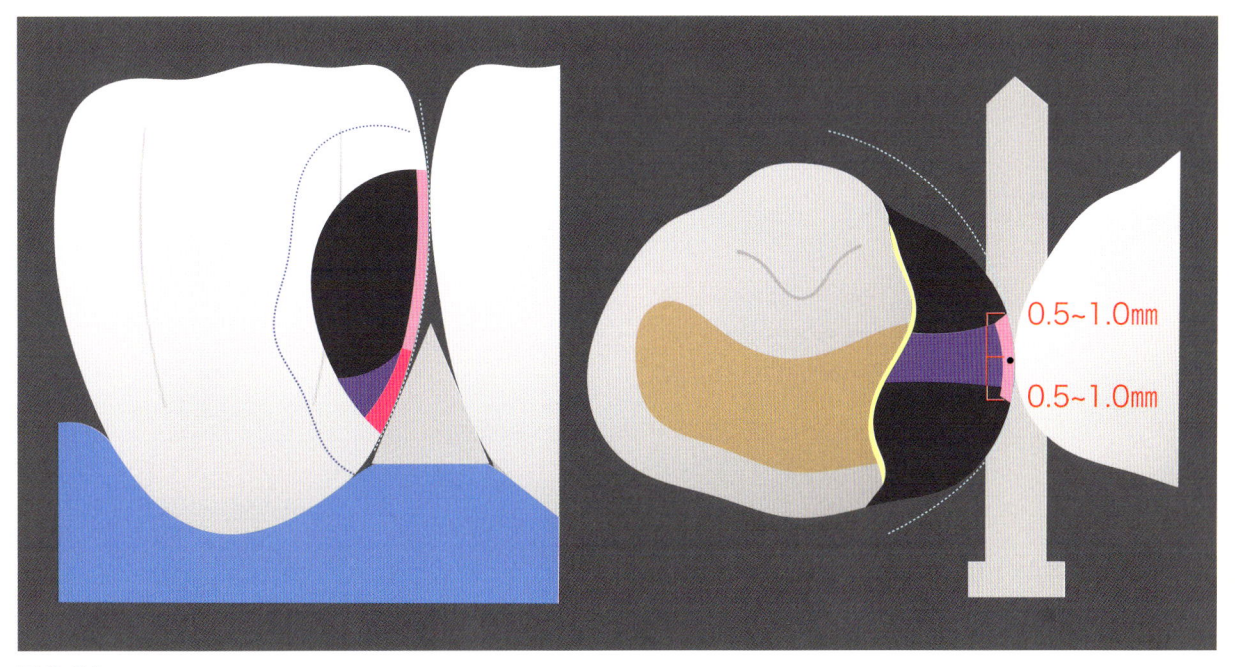

0.5~1.0mm

0.5~1.0mm

図 2-34

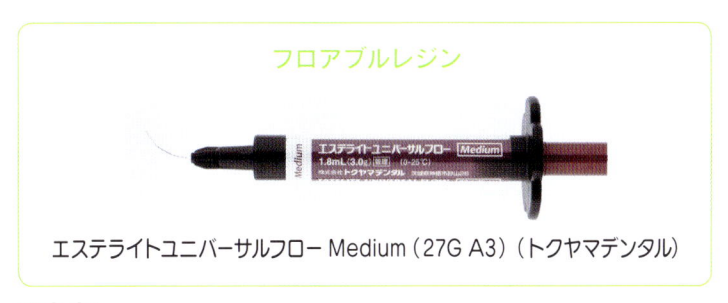

フロアブルレジン

エステライトユニバーサルフロー Medium（27G A3）（トクヤマデンタル）

図 2-35

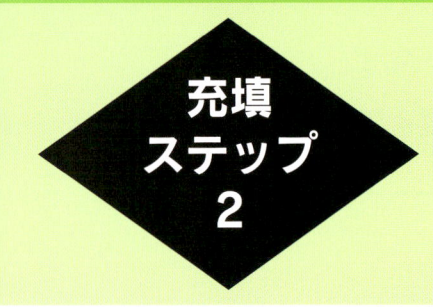

口蓋側充塡の前準備：
唇側と口蓋側を遮断する壁を作る

隣接面の充塡を終えたら、口蓋側の充塡を行っていく。マトリックスのプレカーブと付与したい口蓋側の形態が一致していない状況であるため、口蓋側の充塡はペーストレジンを用いてフリーハンドで充塡を行う。現状でペーストレジンの充塡を行うと、裏打ちがないため形態を付与することが難しい。そのため、フロアブルレジン（A3 20G）を用いて、隣接面に充塡したレジンと歯質をレジンの表面張力を活かしてつなげて壁を作る。（**図2-36：青色部、図2-37**）。

このステップまでは、歯間離開用器具を装着した状態で充塡を行う。隣接面に充塡しているレジンは薄く、歯質と接着している面積も少ないため、歯間離開用器具を除去すると隣接面のレジンが変形しコンタクトポイントがあまくなるためである。本症例のようにマトリックスが邪魔で充塡が行いにくい場合は、マトリックスのみを除去し、歯間離開用器具は装着した状態で充塡を行う。

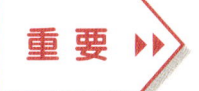 隣接面と歯質をつなげて壁を作っておくことで、次のステップで
あるペーストレジンによる口蓋側の形態付与を行いやすくする

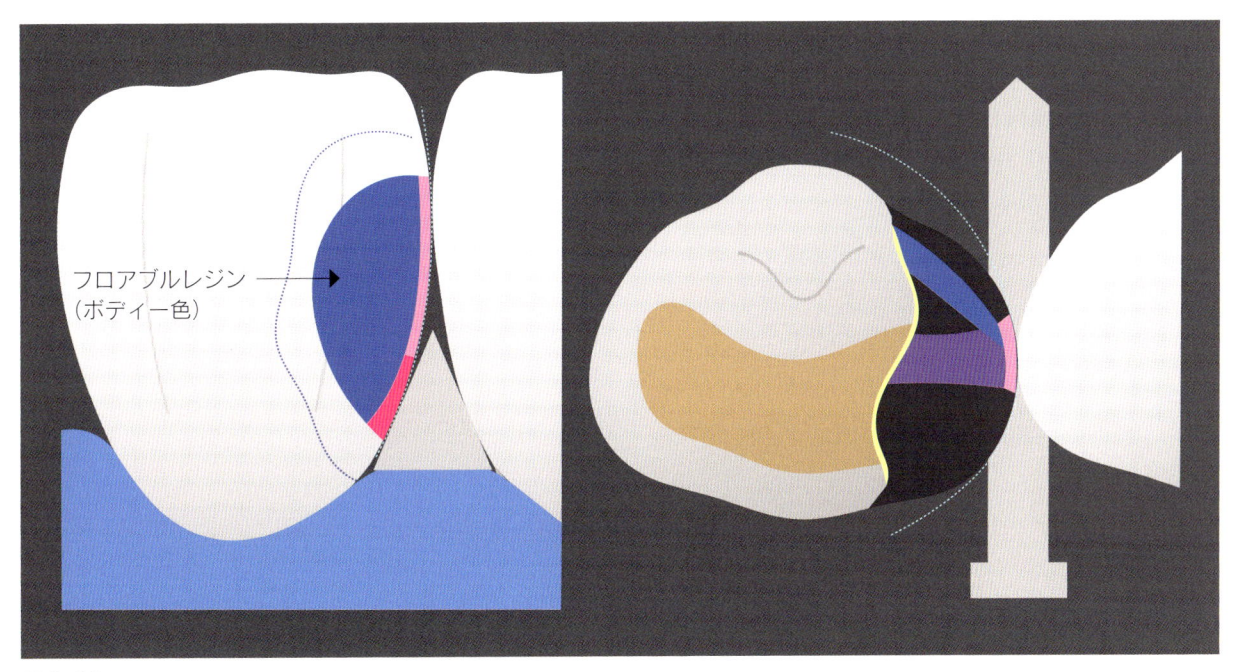

フロアブルレジン
（ボディー色）

図 2-36

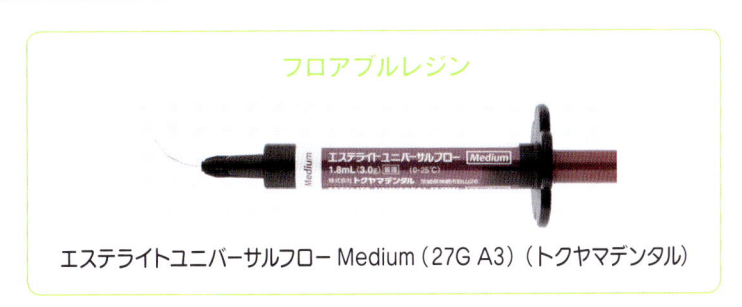

フロアブルレジン

エステライトユニバーサルフロー Medium（27G A3）（トクヤマデンタル）

図 2-37

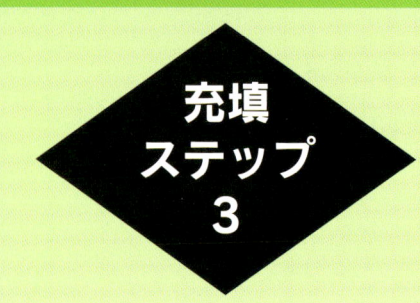

口蓋側をペーストレジンで充填する

充填ステップ3

　唇側と口蓋側を遮断する壁ができたら、口蓋側にペーストレジン（OcE）を充填する（**図2-38：黄緑色部、図2-39**）。この時点で、マトリックスと歯間離開用器具は除去する。前歯の口蓋側は、機能面であるため隆線を回復するように心がける。

　レジンの充填操作は、ペーストレジンを窩洞に留め、まず隣接面に充填したレジンとフィットさせてから、中央部に移動させ余ったレジンを除去する。残存している辺縁隆線と連続性のある形態に付与する。ある程度形態を付与することができたら、筆（トクソー毛筆セット No.21）を用いてレジンを歯質と移行的にしながら最終形態に仕上げる。

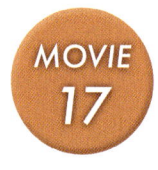

MOVIE
17

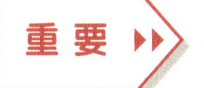

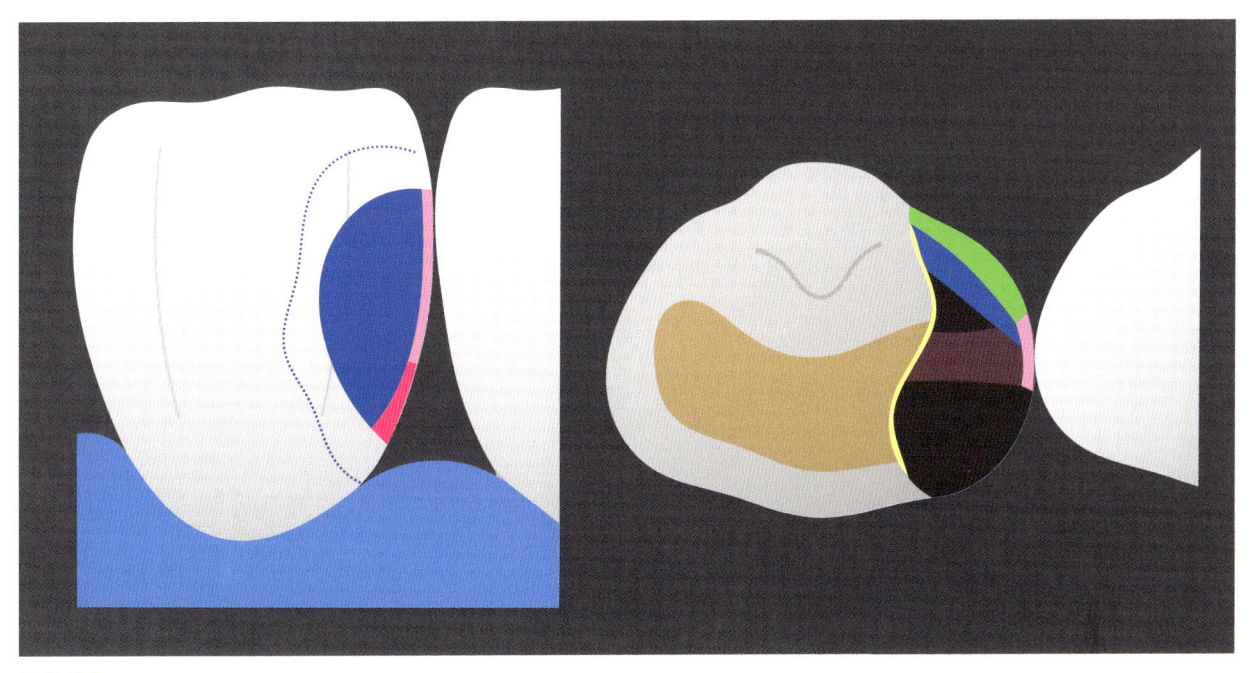

図 2-38

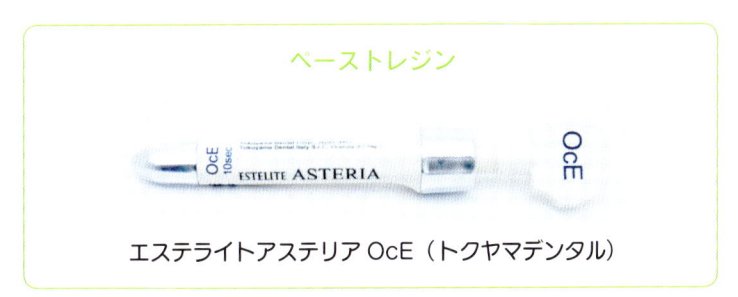

図 2-39

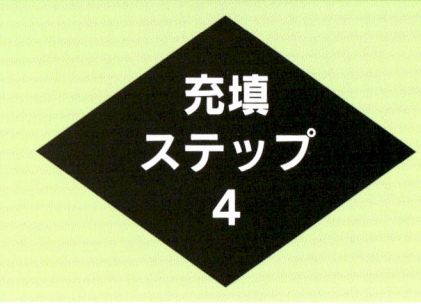

光の透過を遮断するために オペーク色を充填する

充填ステップ4

口蓋側 1/3 程度の範囲まで充填を終えたら、オペーク色の充填を行う。

III級窩洞は、唇側から観察すると光が透過して暗く見える、明度が低い状態である。そのため、光を遮断し明度を上げるために、オペーク色を充填する必要がある。フロアブルレジン（20G OPA3）を用いて暗く見えなくなるまで、確認しながら少しずつ充填・重合を行う（**図2-40：黄色部、図2-41**）。オペーク色を充填しすぎると、明度が上がりすぎて白くなることがあるため、オペーク色の充填量には注意が必要である。

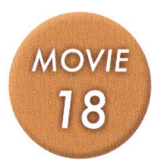

MOVIE 18

オペーク色を充填しすぎると明度が上がりすぎて、充填部分だけが白くなってしまう。充填と重合を少しずつ繰り返して、明度を確認しながら充填を行っていく

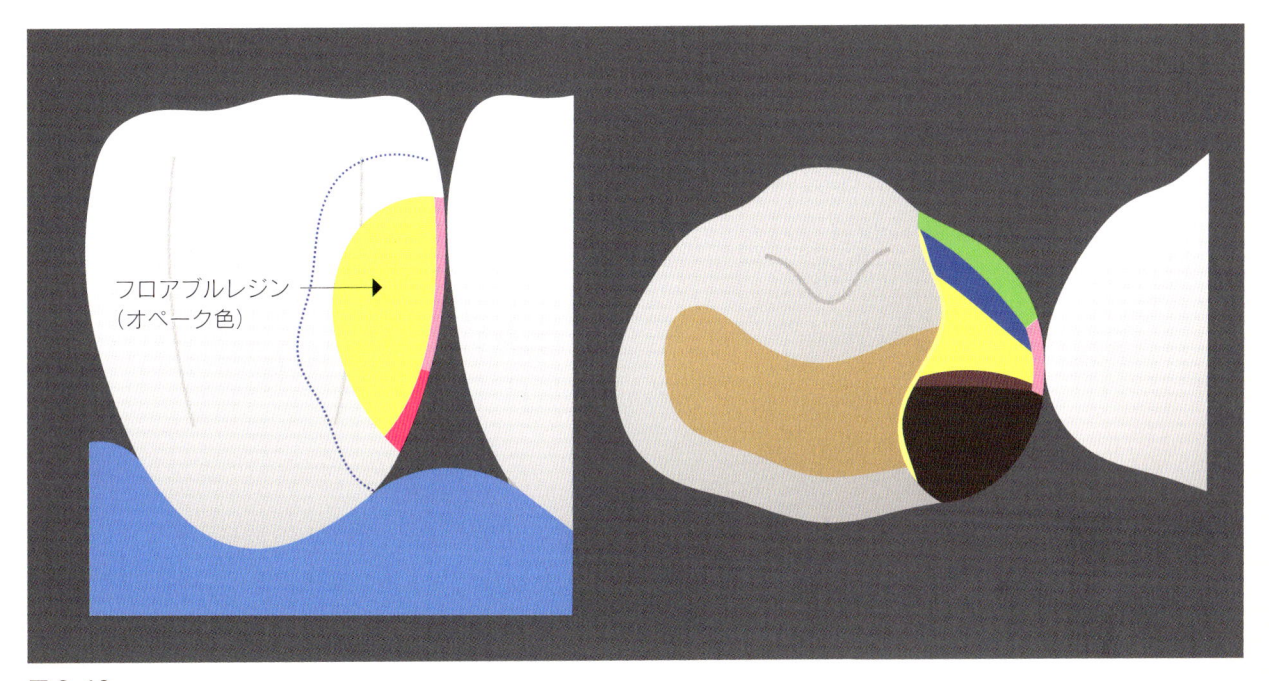

フロアブルレジン
（オペーク色）

図 2-40

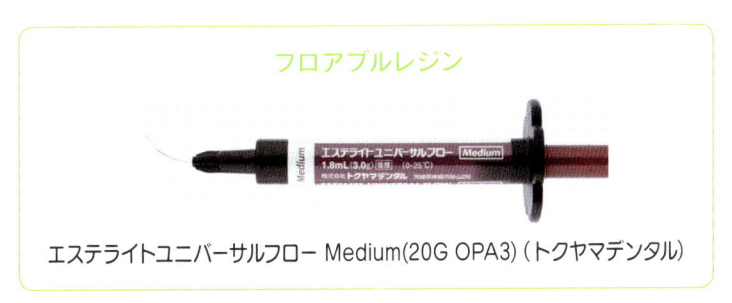

フロアブルレジン

エステライトユニバーサルフロー Medium(20G OPA3)（トクヤマデンタル）

図 2-41

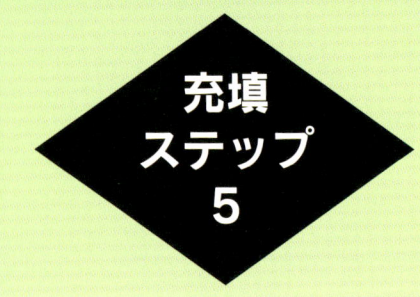

周囲と違和感がなくなるまで ボディー色を充填する

オペーク色の充填を行い光の透過を遮断することができたら、ボディー色を充填する。

①充填操作を行う頃には、歯は脱水して白くなり本来の色ではなくなっているため、色調ではなく明度を参考に充填を行う。

②オペーク色を充填した後は、光は遮断できているが周囲の歯質とは明度があっていない状態である。フロアブルレジン（A3 もしくは A3.5）を用いて、残存している周囲の歯と明度が合い、周囲と馴染み違和感がなくなるまで少しずつ積層充填を行う（**図 2-42：赤色部、図 2-43**）。

明度が合い周囲と馴染むまで、ボディー色を充填する

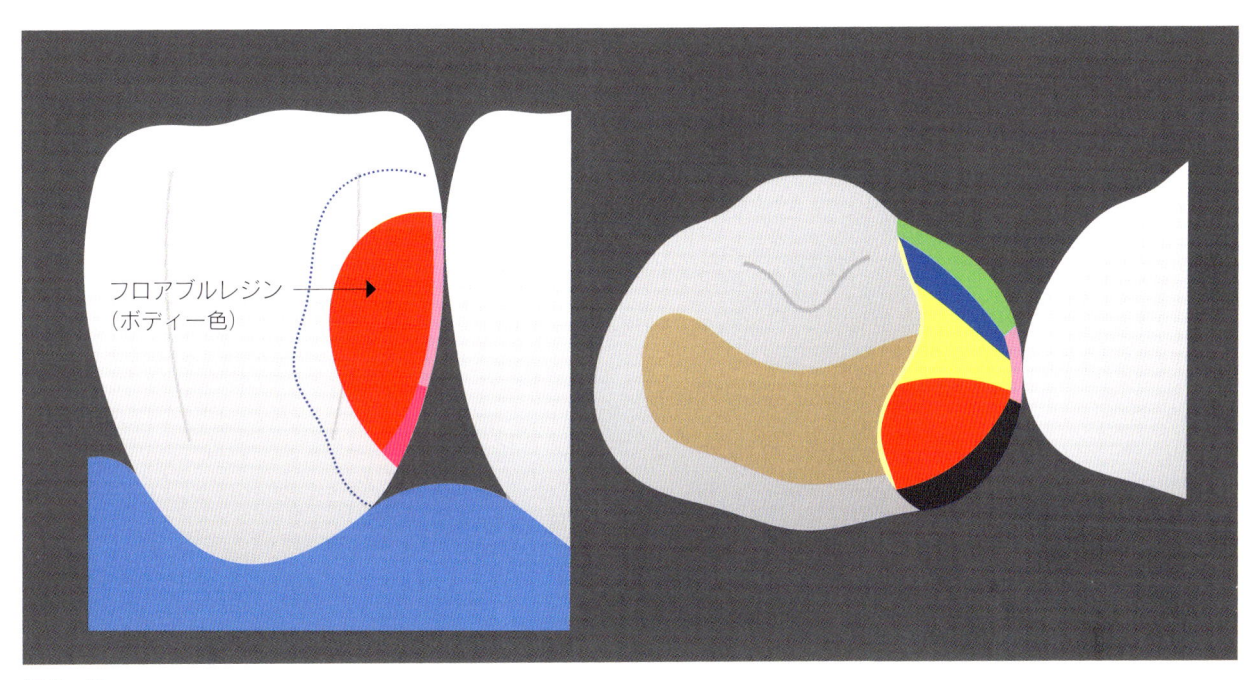

フロアブルレジン
（ボディー色）

図 2-42

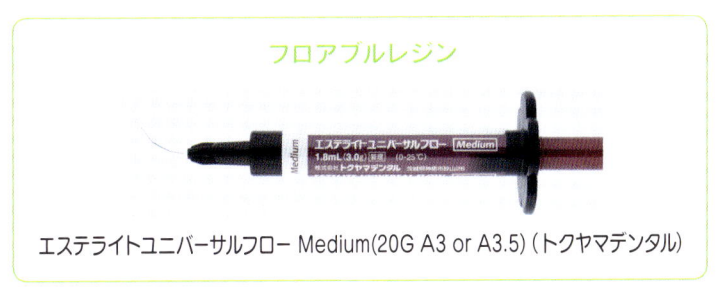

フロアブルレジン

エステライトユニバーサルフロー Medium(20G A3 or A3.5) (トクヤマデンタル)

図 2-43

**充填
ステップ
6**

唇側の最表層部には
エナメル色を充填する

　ボディー色の充填を行い周囲と馴染み違和感がない状態にできたら、エナメル色の充填を行う。

①唇側の最表層部は、ペーストレジン（OcE）を用いて充填を行う（**図 2-44：緑色部**）。ボディー色の充填を行った後は、周囲の歯質と明度を合わせている状態であるため、色調を確認しながら充填を行う必要がない。レジンが充填操作時に硬化しないように、オレンジフィルターをかけて処置を行う。

②レジンの充填操作は、ペーストレジンを窩洞に留め、まず隣接面に充填したレジンとフィットさせる。次に歯頸部の歯質とフィットさせ、残っているレジンを中央部から切縁側の順に移動させる。歯質とフィットさせながら大まかな形態を付与し、余分なレジンはここで除去しておく。

③本 Chapter モデル症例は、ラインアングルを越える大きな窩洞であるため、レジンでラインアングルを再現する必要がある（P.126、**図①～⑧**）。筆（トクソー毛筆セット No.21）を用いて、残っているラインアングルと連続性をとりながらラインアングルの形態を再現していく。ラインアングルは、凸形態をしている。筆や充填器を用いて、凸にしたい部分のすぐ横をくぼませることで凸形態を付与することができる。

④充填範囲は、ベベルを超えすぎないように注意する。ベベルを超えた位置まで充填を行うと、余剰分を形態修正で除去するために時間を要する。また、レジンは歯面処理が行われていないエナメル質と接着しないため、術直後にステップがあることに気づかず褐線が入る原因になる。ベベルを付与した範囲を覚えておき、ベベルより 1.0mm 程度超過した位置までレジンを薄く延ばしておく（**図 2-44：緑色部**）。ベベルを 1.0mm 程度超えて充填を行ったレジンは、形態修正・研磨を行う際に除去しレジンと歯質を移行的にする。

⑤研磨を終えた最終形態を 100% とするならば、充填後の状態は 103% 程度の形態に充填を行い、形態修正と研磨で 100% にするイメージで行う。予定よりも過剰に充填を行うと、バーを用いて 100% の形態に修正することは困難である。最小限の形態修正と研磨で終えられるように 103% 程度の充填量を心がける。充填後は、表層に気泡がなくレジンの不足部分がないことを確認して、酸素遮断剤をレジン表面に塗布し最終重合を行う。最終重合後、形態修正と研磨を行う。

**MOVIE
20**

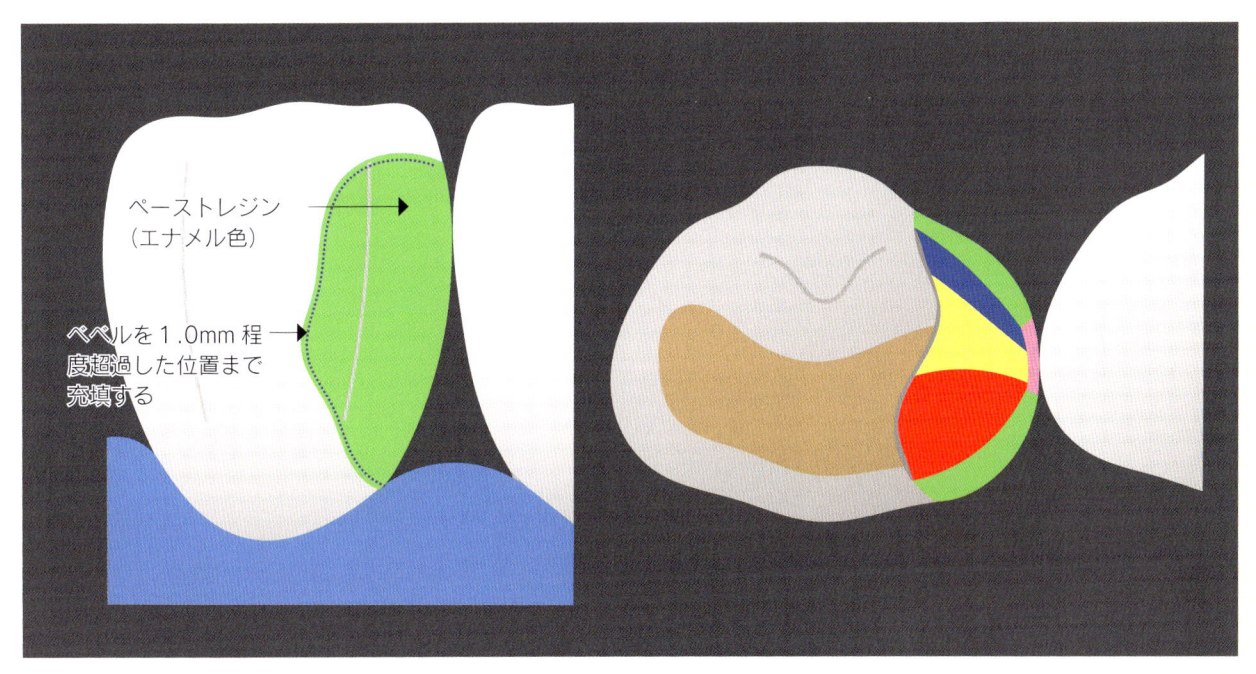

ペーストレジン
（エナメル色）

ベベルを 1.0mm 程
度超過した位置まで
充填する

図 2-44

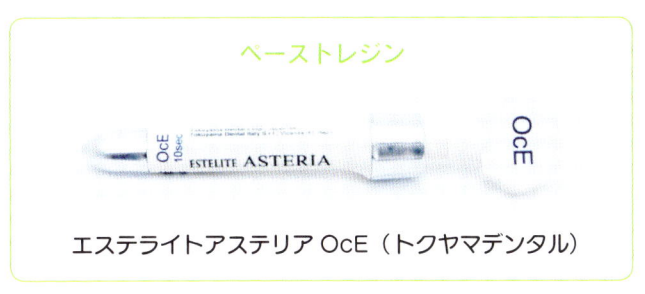

ペーストレジン

エステライトアステリア OcE（トクヤマデンタル）

図 2-45

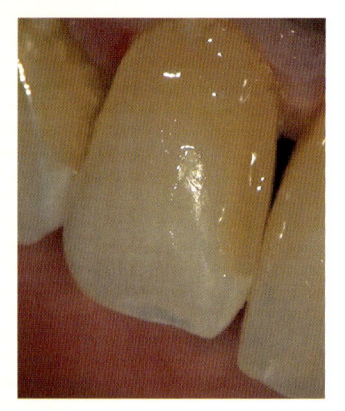

図① ボディー色を充填後、残存歯質と明度が合い周囲と馴染み違和感がない状態。

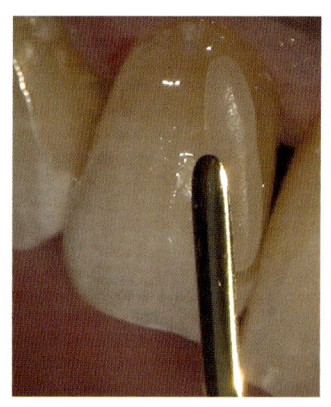

図② ペーストレジンを充填しやすいように、手の甲と指で成形し、充填器を用いて窩洞に留める。

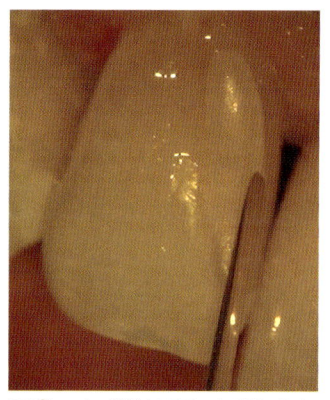

図③ まず隣接面に充填したレジンとフィットさせる。次に歯頸部の歯質とフィットさせ、残っているレジンを中央部から切縁側の順に移動させる。歯質とフィットさせながら大まかな形態を付与する。余分なレジンはここで除去しておく。

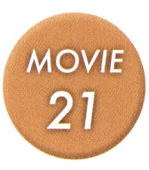

MOVIE 21

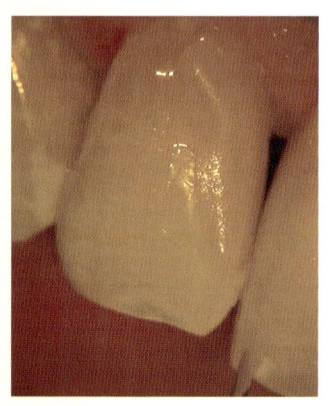

図④ 大まかな形態を付与した状態。充填量が多すぎると、形態修正に費やす時間が増えるため103%程度の充填を行う。充填量が少なかった場合、追加充填が必要になるが、薄く追加充填をすることは困難で、充填量が増え予定よりもオーバーな充填になることや、最初に充填したレジンと境界ができることがある。この修正に費やす時間が増えるため、充填中にレジンが少ないと判断したら早めに補充しておく。

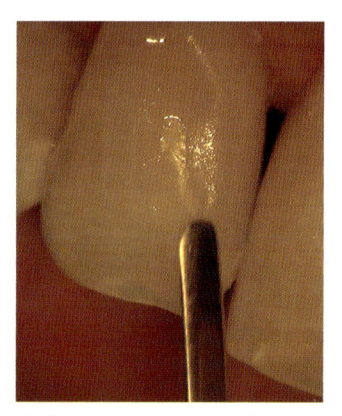

図⑤ 常にラインアングルの形態を意識しながら充填操作を行う。レジンを歯質とフィットさせて移動させる際に、一度フィットさせていた部分が剥がれることがある。そのため、充填器は大きく押しつけるように動かし歯質とフィットさせている部分のレジンは動かさずに、余っているレジンを移動させる。

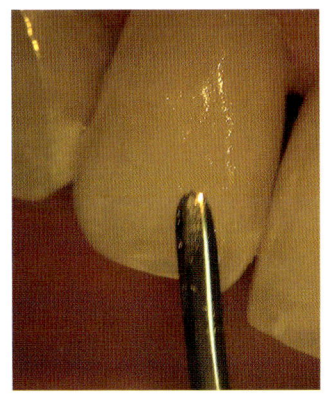

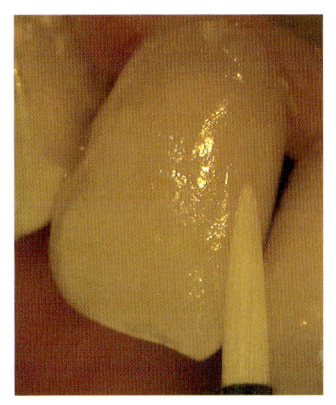

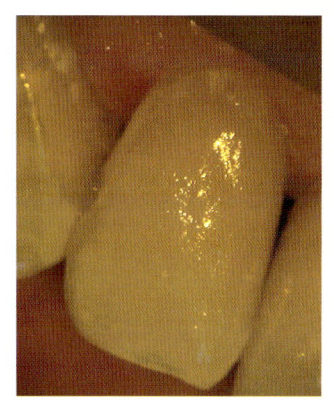

図⑥ ある程度の形態が付与されたら、充填器を細かく優しく動かし、最終形態を付与していく。

図⑦ 形態の付与を終えたら、筆を用いて隣接面→歯頸側→切縁側の順でレジンを歯質と移行的にしていく。筆も充填器の動かし方と同じで、厚みのあるレジンを歯質とフィットさせる際は大きく動かし、少量のレジンは軽く動かす。

図⑧ 充填終了後、イメージ通りの103%程度の充填が行えている状態。形態修正と研磨を行っていく。

使用充填器と筆

（左）IPCT（マイクロテック）

（右）トクソー毛筆セット No.21（トクヤマデンタル）

＜ Chapter1、2 参考文献 ＞

1）土屋賢司. 包括的治療戦略―修復治療成功のために―. 医歯薬出版、東京、2010.
2）本多正明. RESTORATIVE DESIGN&PRACTICAL OCCLUSION 補綴設計＆設計集、東京、医歯薬出版、2022.
3）井澤常泰・三橋純・吉岡隆知. 顕微鏡歯科入門 根管治療，コンポジットレジン修復を中心に、東京、砂書房、2005.
4）西川義昌、少ない色でスピーディに仕上げるためのコンポジットレジン充填テクニック、東京、クインテッセンス出版、2011.

CLASSIII の仕上がり（パターン2）

ラインアングルに達し、歯頸部の残存歯質が少なかったケース

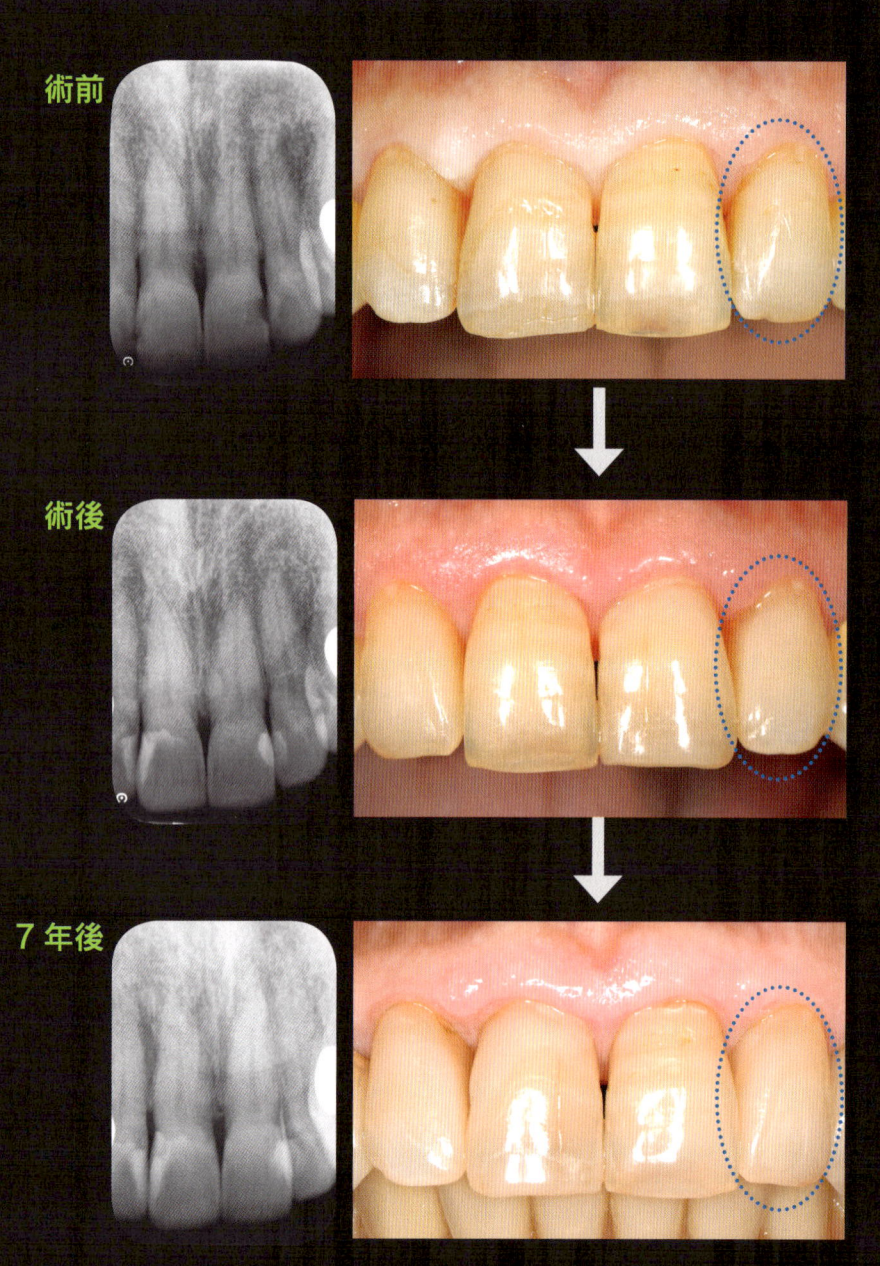

術前

術後

7 年後

Chapter 3

これがわかれば必ず上手くいく

CLASS IV
成功のレシピ

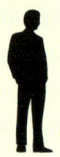

> **マメロン構造の再現が必要か、必要ないかでアプローチが変わる**

　CLASS Ⅳは、前歯の切縁を含む窩洞であるため、マメロン構造を再現する必要があるか、ないかでアプローチが変わる。マメロン構造とは前歯群切縁部唇側の内部構造体を指し、いくつかの発育葉によって構成される特徴的な切縁結節のことである。前歯切縁は、咬耗により経年的に変化するため、マメロン構造には個体差がある。修復治療を行う場合は、周囲の歯を観察し、前歯切縁の状態を

パターン1：切縁に透過性がない：マメロン構造の再現が必要ない場合

パターン2：切縁に透過性がある：マメロン構造の再現が必要な場合

　の2つに分けて考え、アプローチ法を変える。中切歯1歯の場合は、反対側同名歯を参考に、中切歯2歯の場合は、側切歯と犬歯を参考にする。

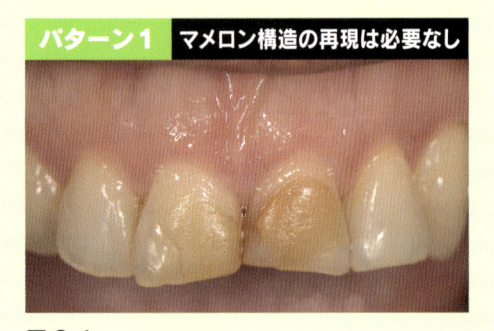

図3-1

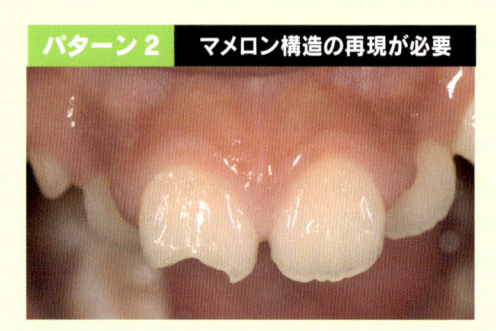

図3-2

マメロン構造が必要と痛感した症例から

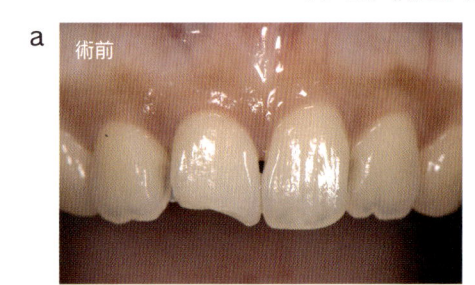

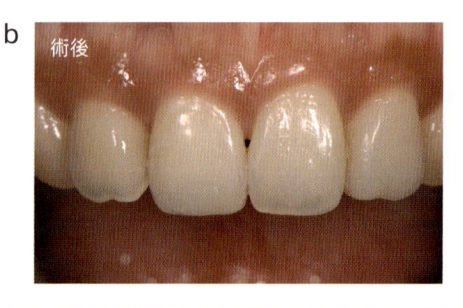

図3-3a,b　本例を手がけた2012年当時は、形態と色調の回復を行うことだけを考えており、隣在歯の観察からマメロン構造を付与する必要があることを理解していなかった。本症例は形態等に問題はないと思われるが、明らかに周囲と調和していないことが見てとれる。深く反省している症例である。

CLASS Ⅳ　パターン1

切縁に透過性がない：
マメロン構造の再現が必要ない場合

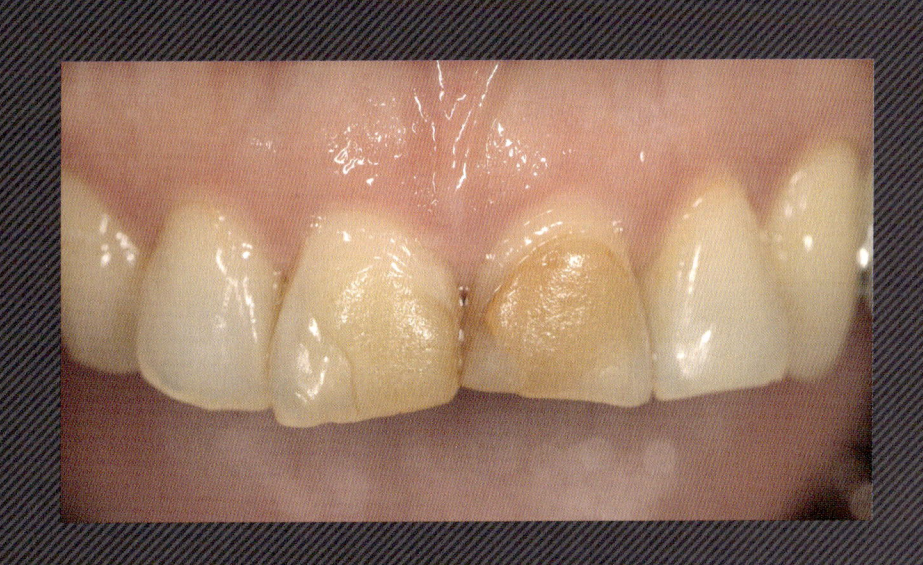

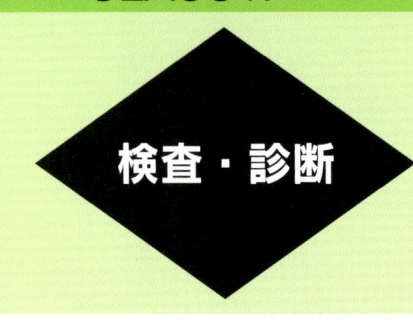

全顎的な診断のもと、診断用ワックスアップを行う

CLASS Ⅳは、前歯の切縁を含む窩洞であるため、機能と審美の回復が必要である。前歯は、アンテリアガイダンスという重要な機能を有するため、臼歯を含めた全顎的な診断が必要である。Chapter 1で述べた口腔内写真・顔貌写真・デンタルエックス線写真・歯周組織検査・スタディモデル等の検査をし、診断を行う。審美性の改善のためには、顔貌・スマイルの写真を撮影し診断を行う。患者に昔のスマイル写真を持参してもらい、現在と過去のスマイルを参考にして診断することもある。

本Chapterモデル症例（パターン1）の患者は、54歳、女性。上顎前歯の審美障害を主訴に来院。前歯部は開口を呈しており（**図3-4a**）、アンテリアガイダンスは欠落していた。左側側方滑走運動した際に咬耗部が一致することから、ブラキシズムが原因で咬耗したと診断した（**図3-4b、c**）。アンテリアガイダンスの獲得のために矯正治療と修復治療が必要であると診断し、その必要性を患者に説明したが、患者は矯正治療を望まれなかった。

修復治療のみで、どの程度改善できるかの確認のために、診断用ワックスアップを行った（**図3-5**）。歯冠形態を平均的な縦横比に改善すると、前方・側方運動時に過度に干渉することがわかった。前方運動時には、複数歯でガイドするように口蓋側の隆線を回復し、切縁の位置は過度な干渉を避けるために左右側切歯の位置と同レベルに設定した。犬歯咬耗部の形態をコンポジットレジンにて回復し犬歯ガイドを与え、前歯と臼歯を離開させる計画を立てた。処置後には、ナイトガードを使用して経過観察を行っていくこととした。患者に診断用ワックスアップを用いて説明を行った結果、提示した形態での改善を希望されたため処置を行った。

※本症例は、処置中にラバーダムを使用していないが、現在はすべての症例でラバーダムを使用している。ここではコンポジットレジンの経過症例を提示するために過去の症例を提示している。

本 Chapter モデル症例
（パターン 1）

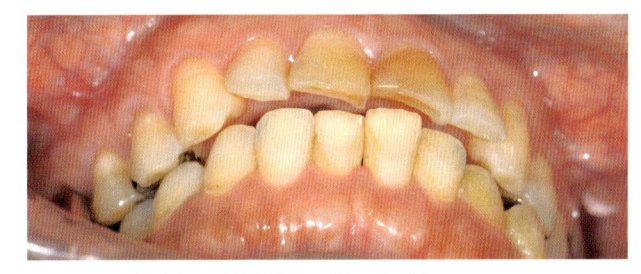

図 3-4a 前歯部の被蓋関係。開口を呈している。

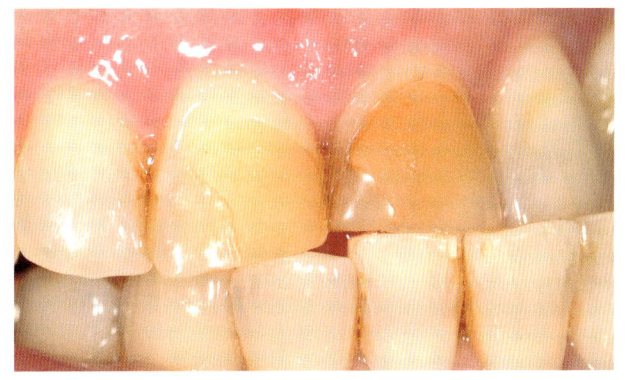

図 3-4b 左側側方滑走運動時。咬耗部が一致しているのが確認できる。

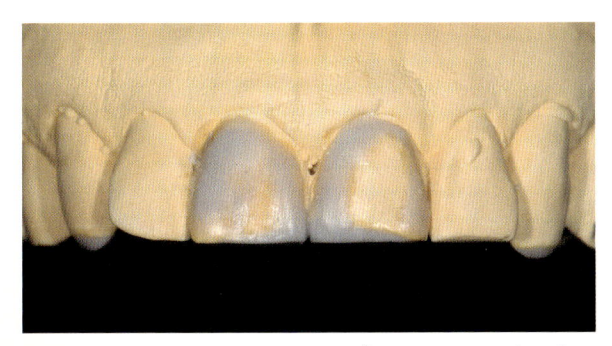
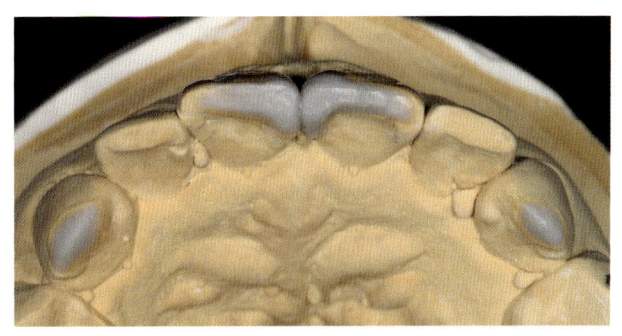

図 3-5a,b 診断用ワックスアップ。アンテリアガイダンスをコンポジットレジンで付与する計画を立てた。

◆ **術前処置 1**

診断用ワックスアップをもとに シリコーンガイドを作製する

　処置を行う前に、患者から承諾を得た診断用ワックスアップをもとに、シリコーンパテを用いてシリコーンガイドを作製しておく。

　シリコーンガイドは、4±4 の範囲で作製する（**図 3-6**）。作製範囲が狭いとシリコーンガイドが口腔内で安定しないためである。左右の第一小臼歯部の咬合面を覆うことでシリコーンガイドを安定しやすくする。その他の歯に対しては、切縁部を超えて唇側を 1.0mm 以上覆うように作製する。

　処置を行う歯のシリコーンガイドの切縁は、切縁部を唇側に 1.0mm 弱超えた位置に設定する（**図 3-7a**）。No.15 のメスを用いて切縁部より唇側 1.0mm 弱の位置でカットする（**図 3-7b**）。

　1.0mm 以上唇側でカットした場合、バックウォールと唇側に充填したレジンの境界が目立つ位置に設定されるため審美的に問題が生じる。また、マメロン構造を再現する必要がある症例では、マメロン構造を再現するために必要なスペースがなくなることになる。切縁部より口蓋側でカットした場合、充填後の切縁の位置が短くなるため、切縁をフリーハンドで回復することになる。シリコーンガイドを作製した意味がなくなるため、切縁の位置を調整する際は注意が必要である。

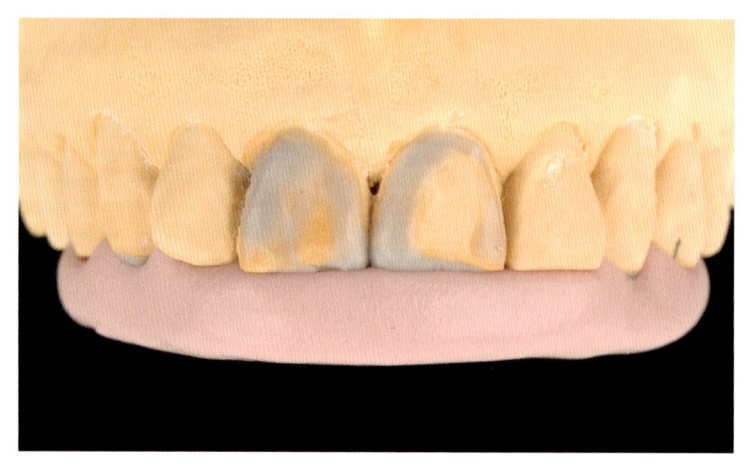

図 3-6　診断用ワックスアップをもとに作製したシリコーンガイド。

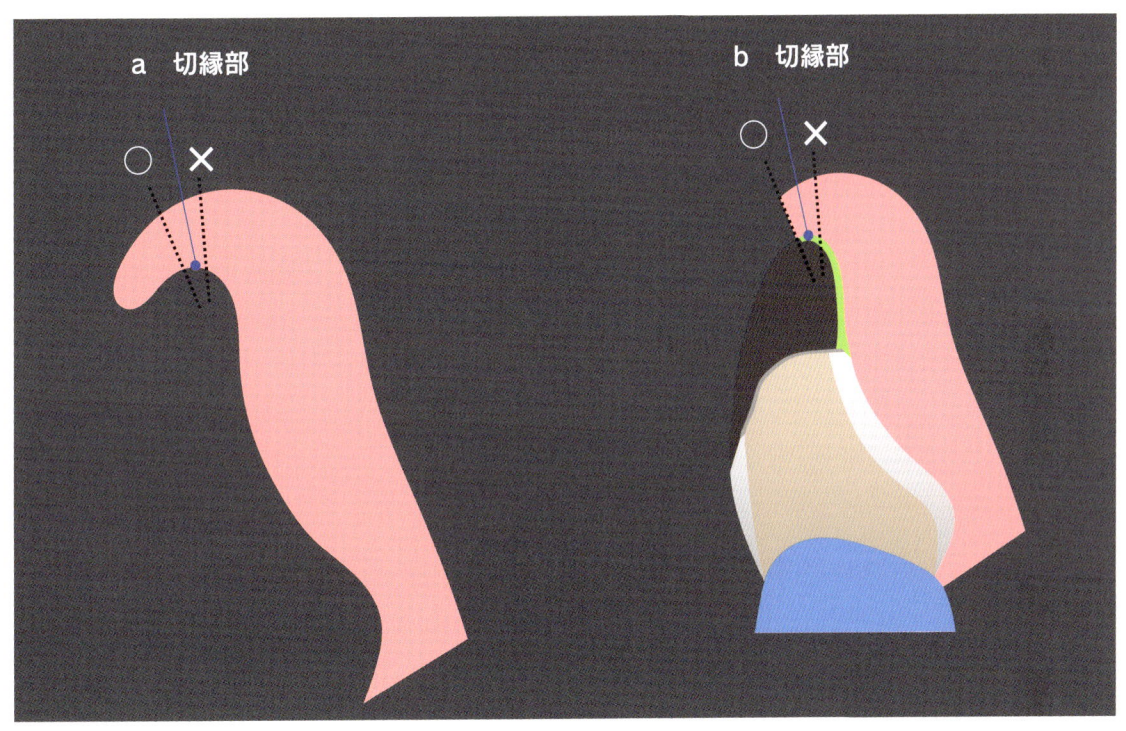

図 3-7a,b シリコーンガイドの処理を事前に行っておく。シリコーンガイドを作製する際、切縁部を超えて唇側に 1.0mm 以上覆うように作製する。No.15 のメスを用いて切縁部より唇側 1.0mm 弱の位置でカットする。1.0mm 以上唇側でカットした場合、境界が目立ちやすくなる。切縁部より口蓋側でカットした場合、充填後の切縁の位置が短くなる。

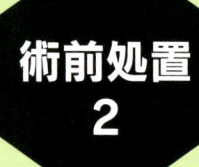

ベベルを付与する

う蝕除去を終えたら、ベベルを付与する。

①唇側ベベルは、窩洞からの展開角が45°〜60°でエナメル質の範囲内に1.0〜2.0mm[4]付与する（**図3-8a：青色点線部**）。口蓋側ベベルは、鋭利な部分を丸める程度にする（**図3-8a：青色点線部**）。

②ベベルは、歯質の温存の点からすると最小限にとどめることが望ましいが（**図3-8b：黒色部**）、前歯部唇側は審美領域であるためベベルを2.0〜3.0mm程度に広く付与することがある（**図3-8c：黒色部**）。ベベルを広く付与することで色が少しずつ変化していくことで、一本の歯として違和感がない状態にできる。一本の歯を観察すると、歯冠の中央部はシェードがA3であったとしても、歯頸部はA4で切端部はA2であったりと、すべての部分で同じ色であることはない。部位によって異なる色が、徐々に変化していくことで一本の歯として違和感がない状態なのである。

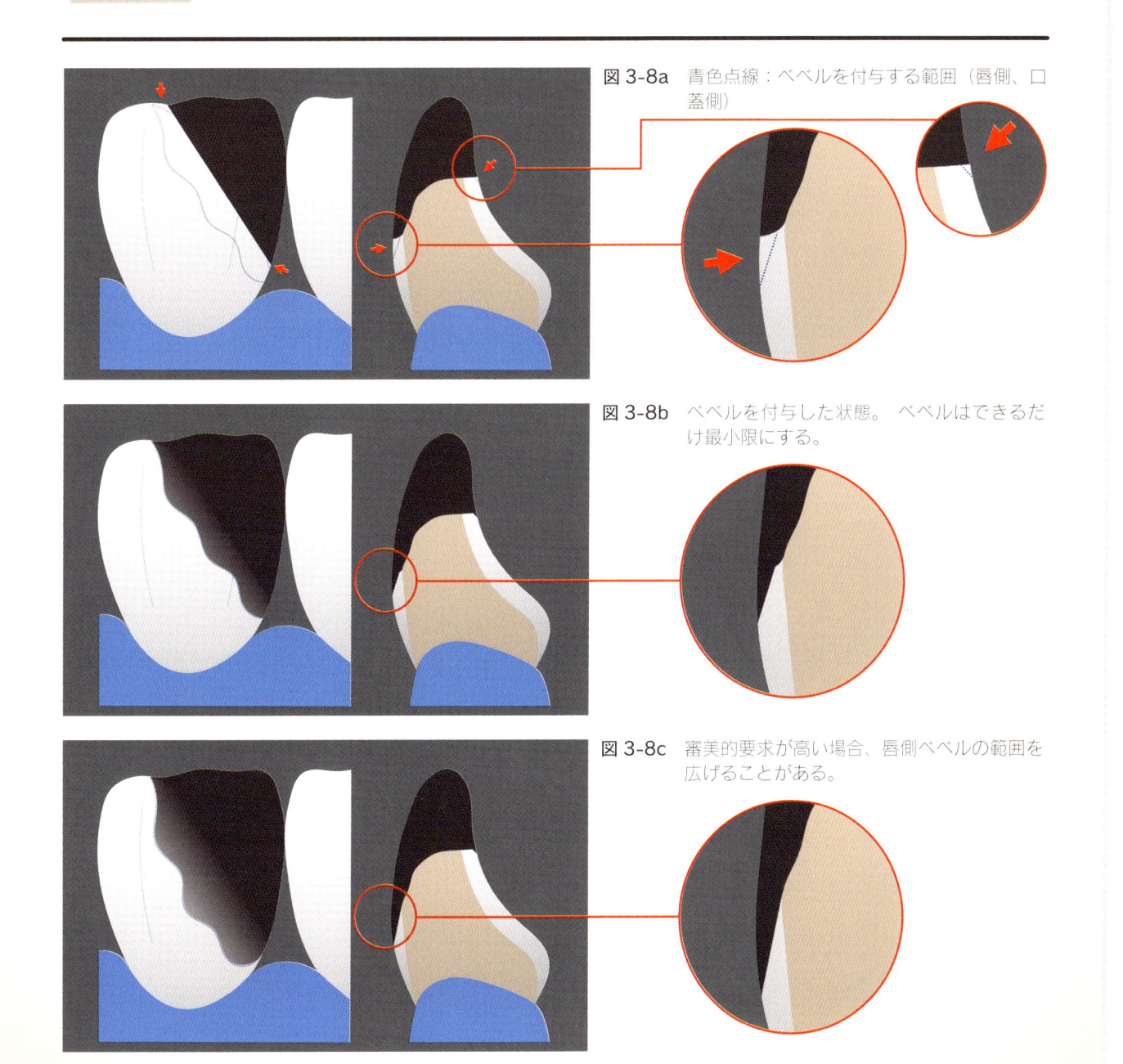

図 3-8a 青色点線：ベベルを付与する範囲（唇側、口蓋側）

図 3-8b ベベルを付与した状態。 ベベルはできるだけ最小限にする。

図 3-8c 審美的要求が高い場合、唇側ベベルの範囲を広げることがある。

術前処置 3

充填を行う範囲を
シリコーンガイドに印記する

　診断用ワックスアップから作製したシリコーンガイドは、処置を行う前に口腔内で試適を行う。試適を行うと、若干の浮き上がりがあることがある。浮き上がりの部分は、どの部分を押さえれば適合するかを確認しておく。

　う蝕除去を行いベベルを付与し終えたら、シリコーンガイドを口腔内に装着し（**図 3-10a**）3A 探針を用いて残存歯質の部分を印記する（**図 3-10b、図 3-10c：赤色点線部**）。この印記したラインは、バックウォールを充填する範囲の参考になる。印記するラインは、深く傷を入れすぎると、充填後に細かいレジンの突起ができるため、確認できる最小限の深さにする。

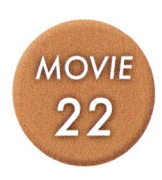

MOVIE
22

※本 Chapter の症例を行った当時は、ラバーダムを装着せずに処置を行っている。ラバーダムを装着した状態では、シリコーンガイドがラバーダムと干渉して浮き上がるためである。現在は、シリコーンガイドの口蓋側をトリミングして、ラバーダムに干渉しないようにしている。

＜参考症例＞

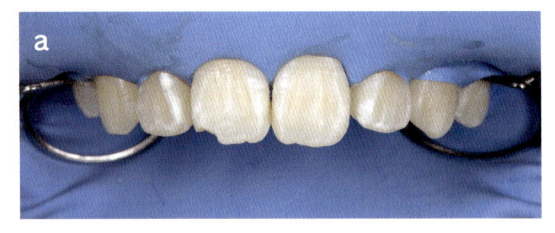
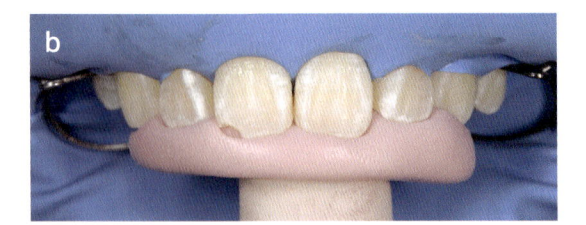

図 3-9a,b　<u>4┼4</u> にラバーダムをかけ、シリコーンガイドを試適している状態。

図 3-10a　シリコーンガイドを装着した状態。

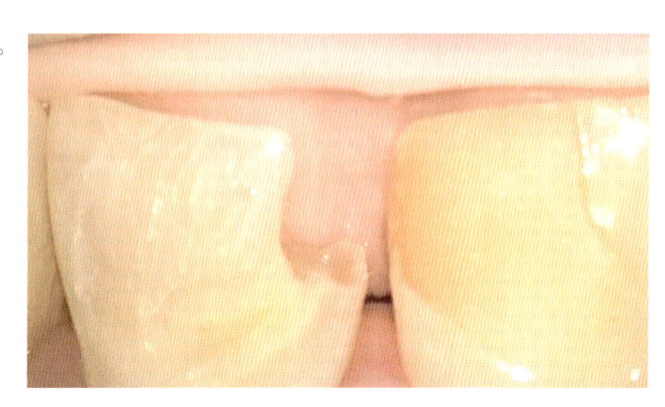

図 3-10b　3A 探針を用いて残存歯質の部分を印記している状態。

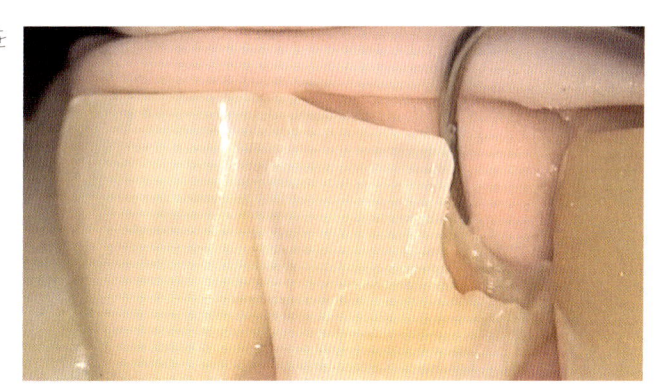

図 3-10c　シリコーンガイドに印記したライン（赤色点線部）は、バックウォールを充填する範囲の参考になる。

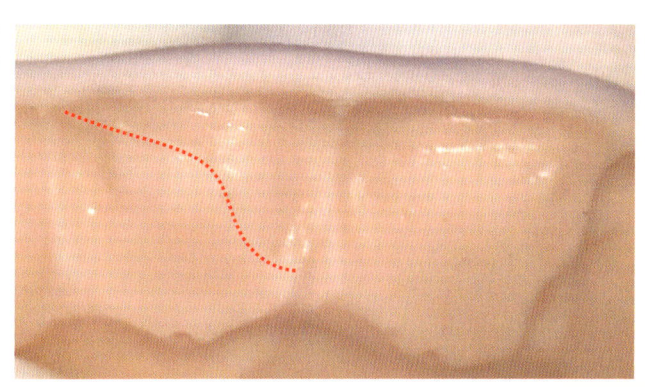

術前処置 4

ファウンデーションレイヤー （ライニング）を行う

　歯面処理を行った後、歯質にファウンデーションレイヤー（ライニング）を行う（**図 3-11**、**図 3-12：灰色部**）。

　ファウンデーションレイヤーとは、歯質とコンポジットレジンとのコントラクション（収縮）ギャップを防ぐためにコンポジットレジン充填の前処置として、フロアブルレジンを窩洞全体に一層（0.2 ～ 0.3mm 程度）塗布し、光重合を行うことである[4]。

①レジンの厚みが薄いとレジンによる色の影響は少ないため、シェードのことは考慮せずに A3 か A3.5 を使用する（**図 3-11**）。

②ファウンデーションレイヤーの充填は、ベベルを超えない範囲で行う（**図 3-12**）。口蓋側の充填がベベルを超えると、バックウォールの充填に使用するシリコーンガイドが浮き上がり、充填後の形態が計画よりも大きくなる（**図 3-13**）。形態が大きくなると、形態修正に時間がかかるだけでなく、形態も計画通りに再現できなくなる。

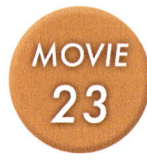

MOVIE
23

重要 ▶▶ ファウンデーションレイヤーはベベルを超えない
よう充填する

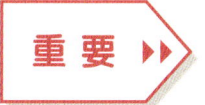

⭕ ベベルを超えない

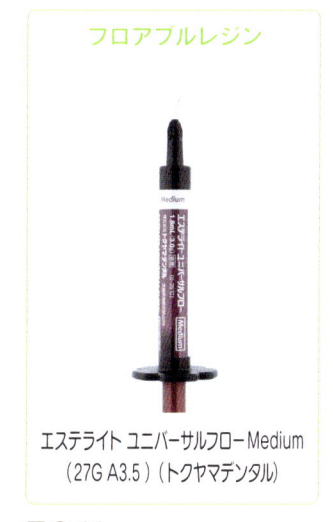

フロアブルレジン

エステライト ユニバーサルフロー Medium
（27G A3.5）（トクヤマデンタル）

図 3-11

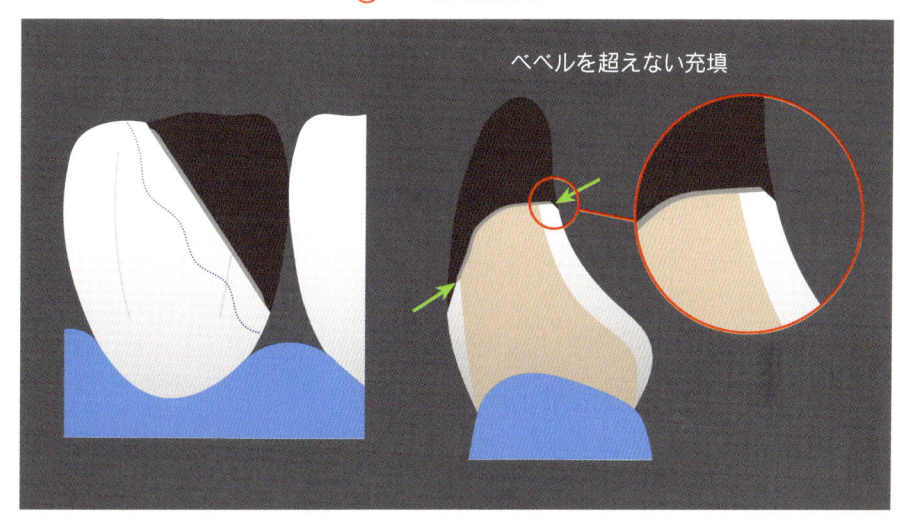

ベベルを超えない充填

図 3-12

✕ 充塡がベベルを超えると、シリコーンガイドは浮き上がり、充塡後の形態が予定よりも大きくなる

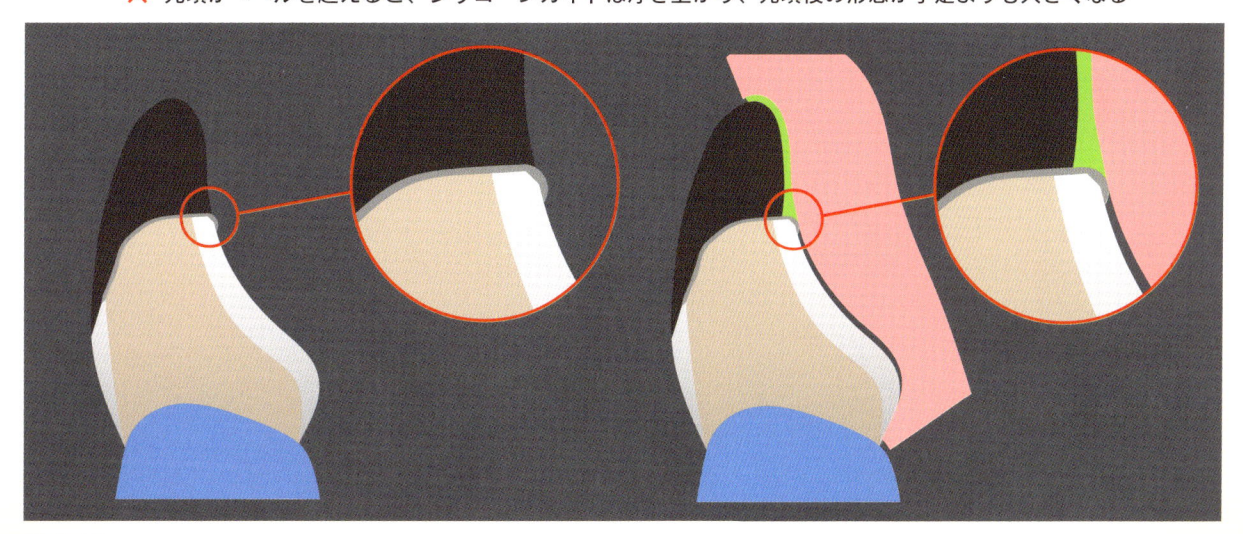

図 3-13

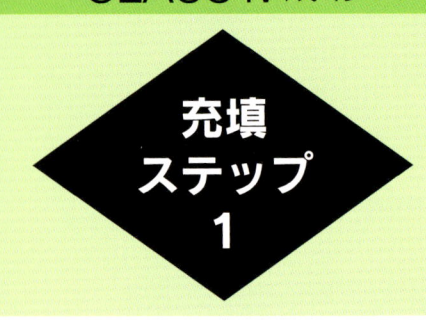

シリコーンガイドを用いて口蓋側のバックウォールを充填する

充填 ステップ 1

ファウンデーションレイヤーを行ったら、シリコーンガイドとペーストレジンを用いて口蓋側のバックウォールを充填する（**図3-14a、b：黄緑色部、図3-15**）。バックウォールの厚みは、0.5〜1.0mm程度にする。バックウォールの充填に使用する器具を提示する（**図3-16**）。

①試適を終えたシリコーンガイドは、汚染されているためアルコールワッテで清掃し乾燥させる。

②シリコーンガイドにペーストレジン（OcE）を築盛する（**図3-14a、b：黄緑色部、図3-15**）。ペーストレジンをシリコーンガイドに留めることが困難なことがある。充填器に採取したペーストレジンをシリコーンガイドの切縁部分に圧接することで、シリコーンガイドに留まりやすくなる。

③シリコーンガイドに圧接したペーストレジンを薄く伸ばす。ペーストレジンが、充填器に付着しシリコーンガイドから剥がれることがある。大きいラウンドの充填器（＃2ラウンデッドシェイプインスツルメント）を用いて、ペーストレジンをシリコーンガイドに軽く押しつけることで、剥がれることなく薄く伸ばすことが可能となる。

④バックウォールの厚みは、0.5〜1.0mm程度になるように筆（トクソー毛筆セット No.21）を使用して平坦化させる（**図3-16**）。

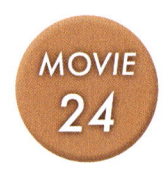

MOVIE
24

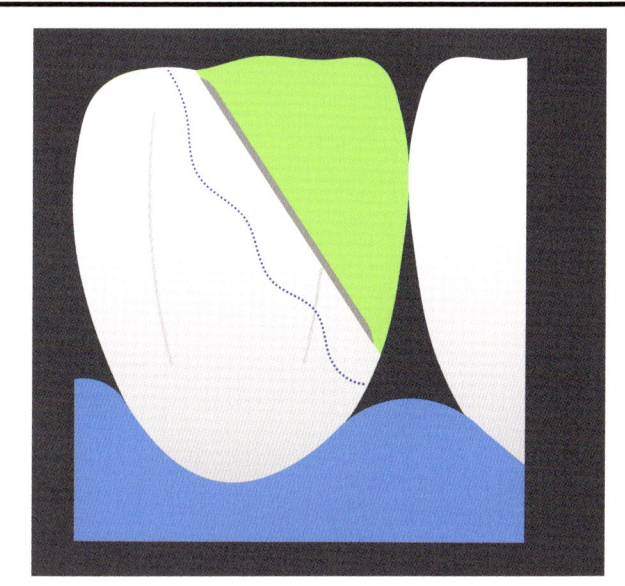

図 3-14a

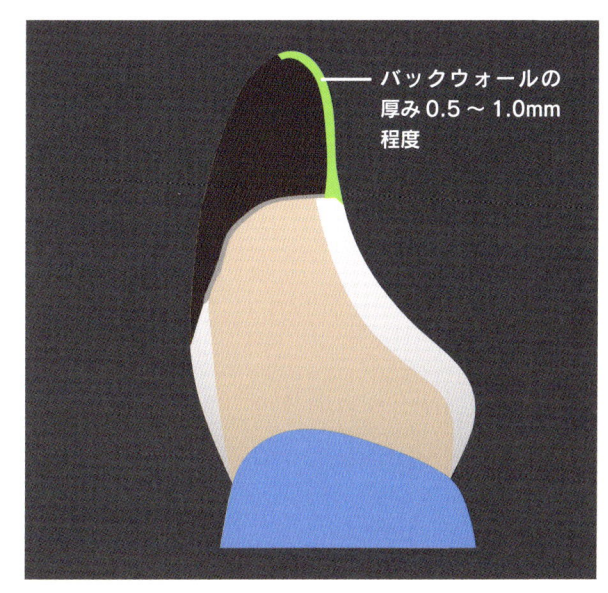

バックウォールの
厚み 0.5 ～ 1.0mm
程度

図 3-14b

ペーストレジン

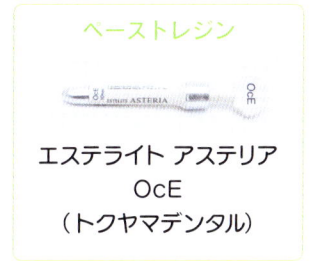

エステライト アステリア
OcE
（トクヤマデンタル）

図 3-15

充填用器具

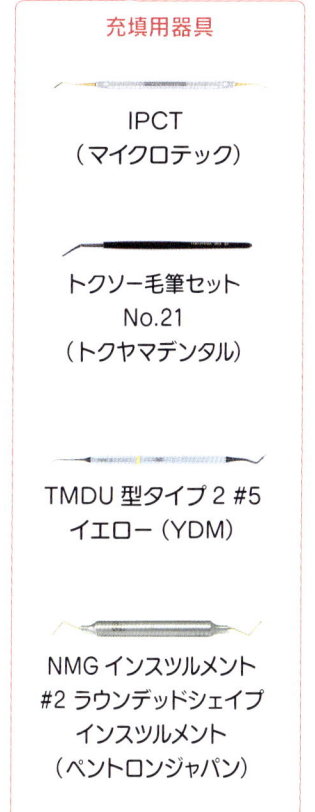

IPCT
（マイクロテック）

トクソー毛筆セット
No.21
（トクヤマデンタル）

TMDU 型タイプ 2 #5
イエロー（YDM）

NMG インスツルメント
#2 ラウンデッドシェイプ
インスツルメント
（ペントロンジャパン）

図 3-16

⑤レジンを歯頸側に築盛する範囲は、シリコーンガイドに印記したライン（**図 3-17a：赤色点線**）を 1.0mm 程度超えた位置に設定する。築盛する範囲が印記したラインに達しない場合、小さい空隙ができる。小さい空隙に充填を行うことは困難であるため、必ず印記したラインを超えた範囲まで築盛を行うようにする。

⑥レジンを隣接面側に築盛する範囲は、コンタクトポイントから口蓋側に 1.0mm 程度離した位置に設定する（**図 3-17a：青色点線、図 3-17b：青色丸**）。バックウォールに充填を行ったレジンと、次のステップで隣接面に充填を行うレジンにできる境界を形態修正と研磨が行えるようにしていくためである。

⑦レジンを切縁側に築盛する範囲は、シリコーンガイドをカットした位置に設定する（**図 3-18a**）。カットした位置を超えて築盛すると、切縁部に光を透過・遮断させるレジンを充填することができなくなる。

⑧シリコーンガイドにペーストレジンを築盛し終えたら、口腔内に圧接する（**図 3-18b**）。シリコーンガイドの試適を行い、確認した位置に確実に圧接する。

⑨小さなラウンドの充填器（YDM #5 イエロー）を用いて、レジンを歯質に馴染ませてから光照射を行う。

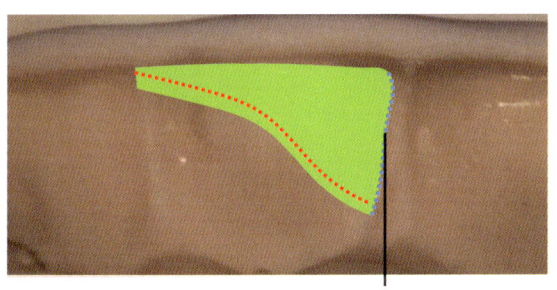

図 3-17a 歯頸側に築盛する範囲は、シリコーンガイドに印記した赤点線ラインを 1.0mm 程度超えた位置に設定する。

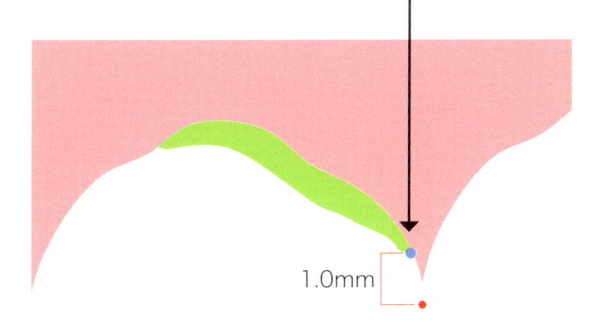

1.0mm

図 3-17b 隣接面側に築盛する範囲は、コンタクトポイントから口蓋側に 1.0mm 程度離した青色丸の位置に設定する。

切縁部

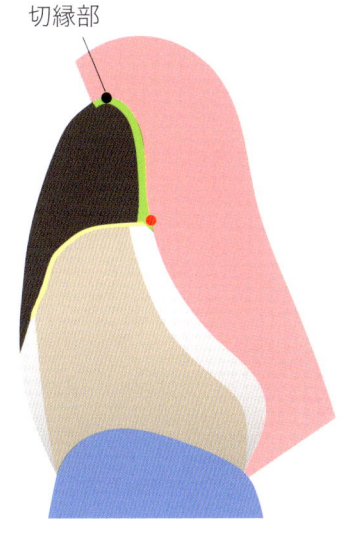

図 3-18a シリコーンガイドを圧接した状態。切縁側の築盛範囲は、シリコーンガイドをカットした位置までにする。

コンタクトポイントより1.0mm程度離す

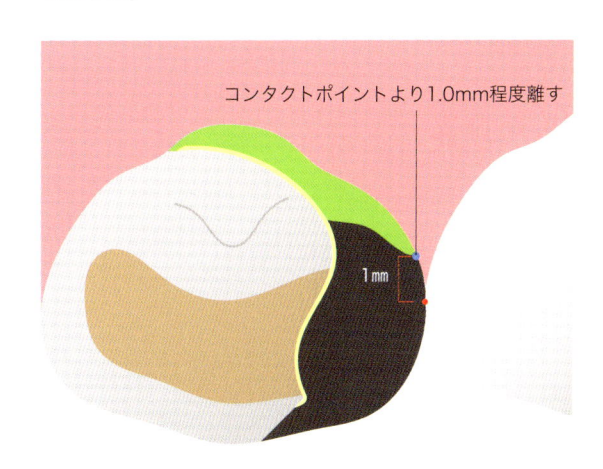

1 mm

図 3-18b 歯に圧接した状態。

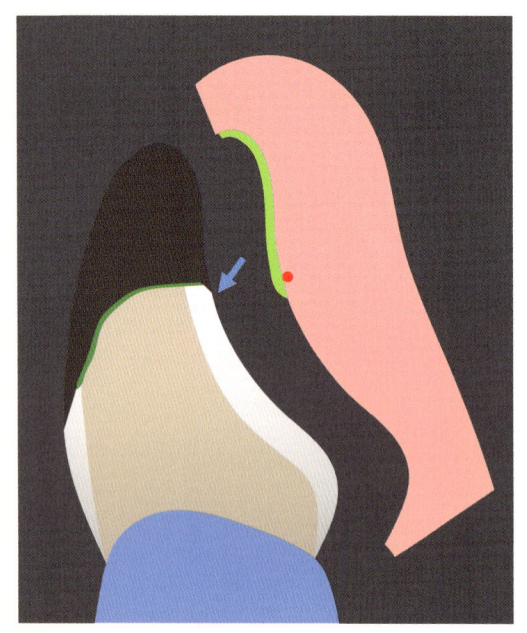

図 3-19a 口蓋側の歯質にアンダーカットが存在せず、シリコーンガイドを圧接した状態で残存歯質が確認できる場合：レジンは均等な厚みに築盛する。

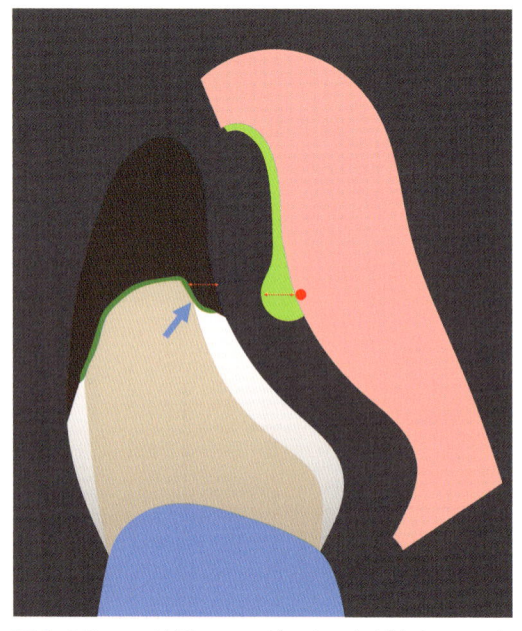

図 3-19b 口蓋側にアンダーカットが存在するが、シリコーンガイドに印記したラインとアンダーカット部分の残存歯質が確認できる場合：シリコーンガイドに築盛するペーストレジンは、アンダーカット部分のスペース量よりも少し多めの厚みにする。

　シリコーンガイドを試適した際に、シリコーンガイドに印記したラインと口蓋側に残存している歯質の状態を確認し、レジンの量を調整する。

①シリコーンガイドに印記したラインと口蓋側に残存している歯質が確認できる場合（**図 3-19a**）：シリコーンガイドに築盛するペーストレジンは、0.5 〜 1.0mm 程度の均等な厚みにする。

②口蓋側にアンダーカットが存在するが、シリコーンガイドに印記したラインと口蓋側に残存歯質が確認できる場合（**図 3-19b**）：シリコーンガイドに築盛するペーストレジンは、アンダーカット部のスペース量よりも若干増量した厚みにする。

③口蓋側にアンダーカットが存在し、シリコーンガイドに印記したラインと口蓋側に残存歯質が確認できない場合（**図 3-19c**）：シリコーンガイドに築盛するペーストレジンは、アンダーカッ

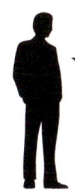

口蓋側のアンダーカットを目視できない場合は、注意が必要

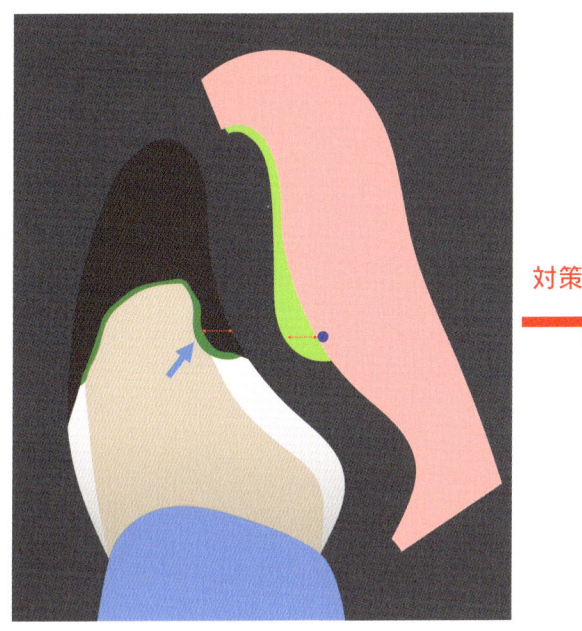

図 3-19c　口蓋側に深いアンダーカットが存在するため、シリコーンガイドに印記したラインとアンダーカット部分の残存歯質が確認できない場合。

対策

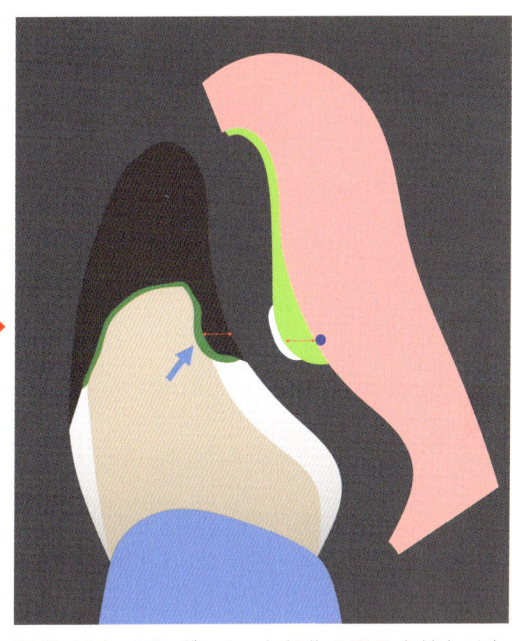

図 3-19d　アンダーカット部分の厚みを持たせたペーストレジンの上にフロアブルレジンを築盛する。

ト部分のスペース量よりも若干増量した厚みにする。しかし、このままシリコーンガイドを圧接するとアンダーカット部分に気泡が混入せず、レジンで満たされていることが確認できない。残存歯質にファウンデーションレイヤーを行っているため、気泡が混入しても問題は生じないが、可能な限り気泡を混入させないようにしたい。

　対策として、アンダーカット部分に厚みを持たせたペーストレジンの上にフロアブルレジンを築盛して歯質に圧接する（**図 3-19d：白色部**）。流動性のあるフロアブルレジンがペーストレジンにより押し出されることで、気泡を混入させずにアンダーカット部分をレジンで満たすことができる。シリコーンガイドは押さえつけた状態で、余剰なレジンを除去し、歯質と移行的にし光照射を行う。シリコーンガイドを撤去後、口蓋側から再度、光照射を行う。

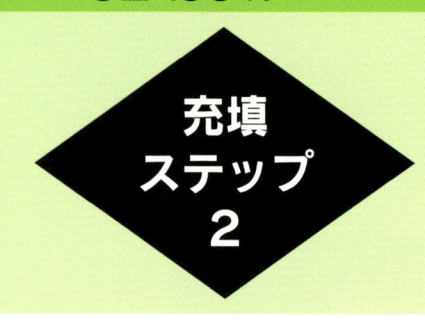

口蓋側の仕上げとして歯質とレジンのギャップをなくしておく

充填
ステップ
2

バックウォールの充填を終えたら、口蓋側を仕上げる。

①シリコーンガイドを用いて充填を行った後は、歯質とレジンの間にギャップが生じている（**図 3-20b 拡大図**）。ギャップは、フロアブルレジン (27G A3) を使用して移行的にする（**図 3-20c：赤色部分**）。

②唇側を充填後に口蓋側のギャップを移行的にしてもよいが、忘れることがあるためバックウォールの充填を行った直後に移行的にしておくことを薦める。

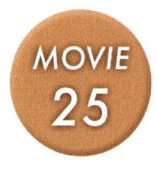

MOVIE
25

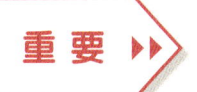 バックウォール充填後に歯質とレジンの間に生じるギャップを
移行的な形態にしておくことが大事

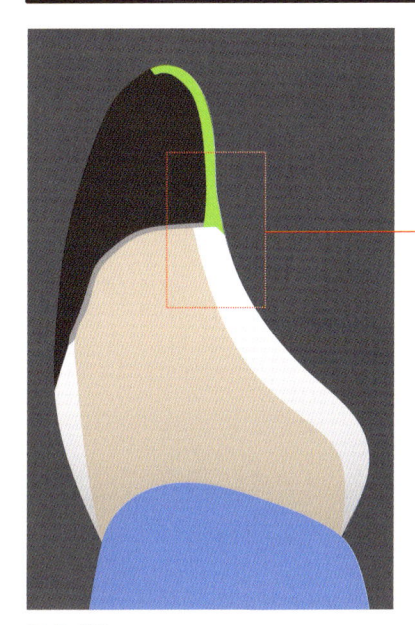

図 3-20a

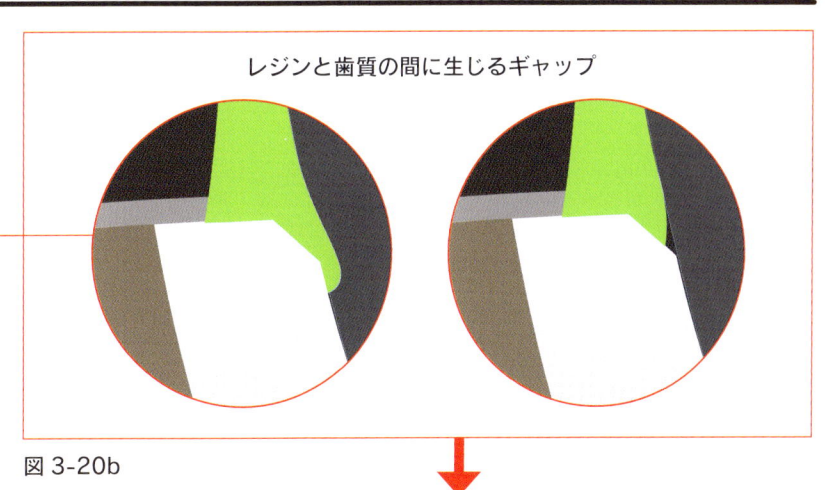

レジンと歯質の間に生じるギャップ

図 3-20b

フロアブルレジンで移行的に充填する

図 3-20c　赤色部：フロアブルレジン。

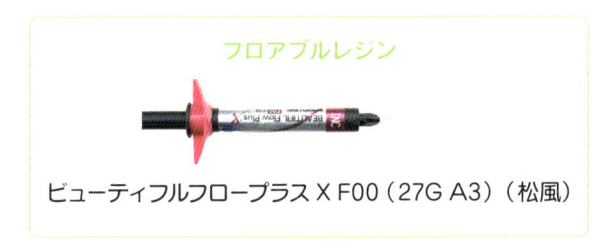

フロアブルレジン

ビューティフルフロープラス X F00（27G A3）（松風）

図 3-20d

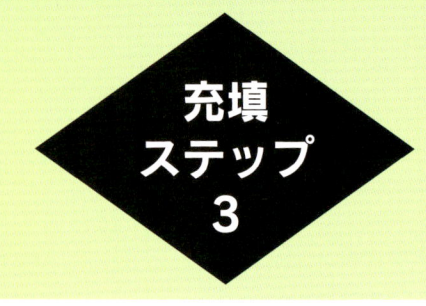

マトリックスのプレカーブを活用して隣接面を充填する

口蓋側の充填を終えたら、隣接面の充填を行う。「青」のマトリックスを設置したら、歯頸部の歯質量を確認する。

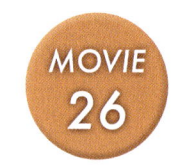
MOVIE 26

①歯頸部の歯質が十分に存在する場合

歯間離開用器具を装着してもマトリックスの形態を維持している状態（**図 3-21a**）

②歯頸部の歯質が少ない場合

歯間離開用器具を装着するとマトリックスが変形する状態（**図 3-21b**）

→ Chapter2 のⅢ級 P.107〜113 で解説した歯頸部にレジン充填を行い、前準備をしておく。

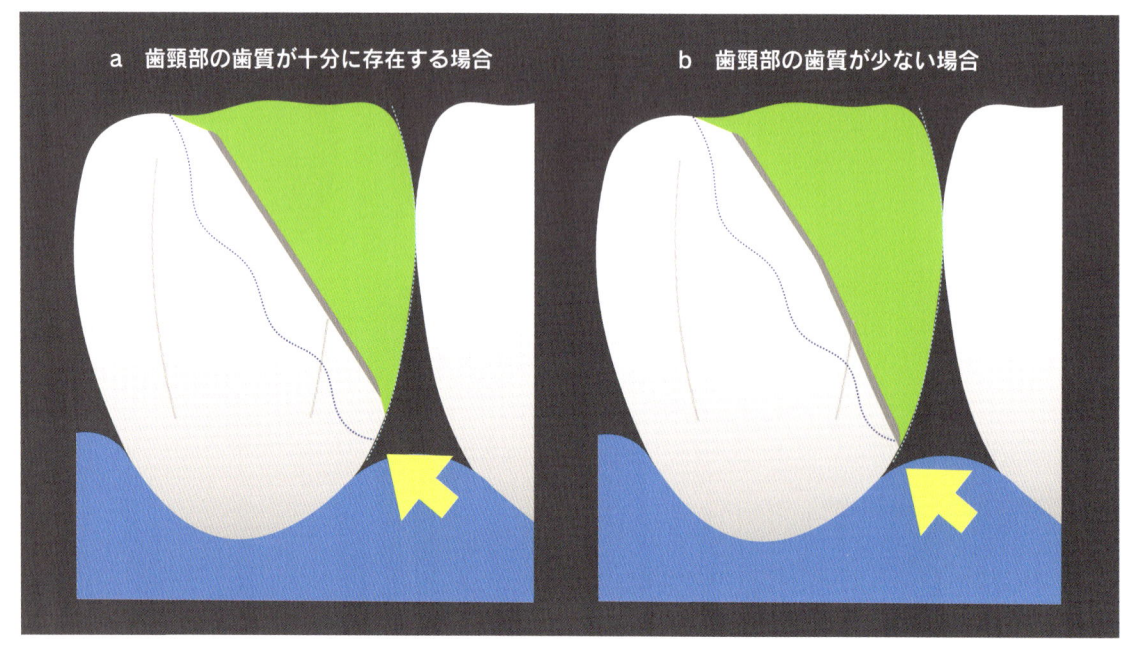

a　歯頸部の歯質が十分に存在する場合　　b　歯頸部の歯質が少ない場合

図 3-21a,b

隣接面部の充填範囲に注意

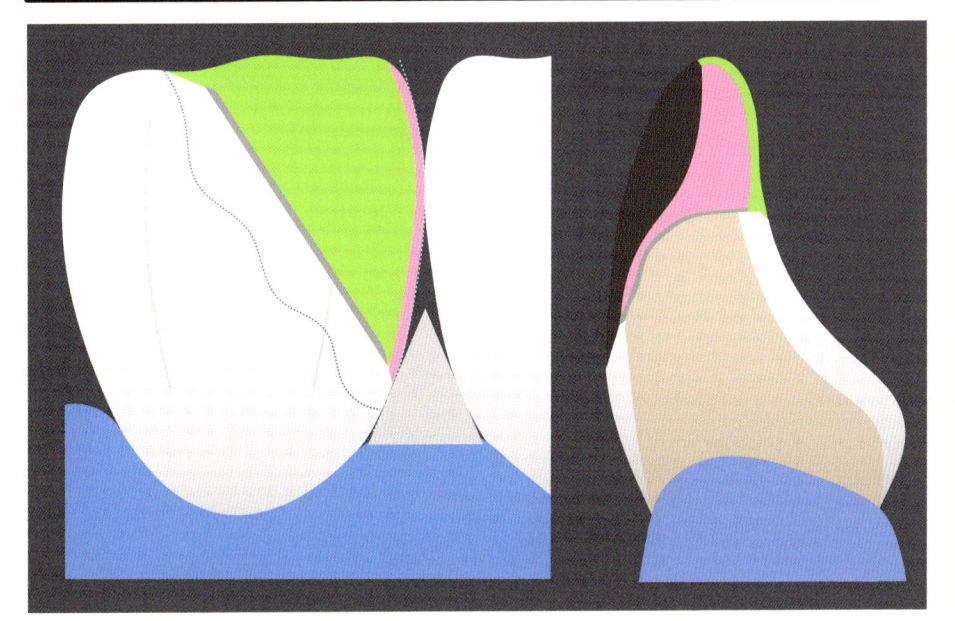

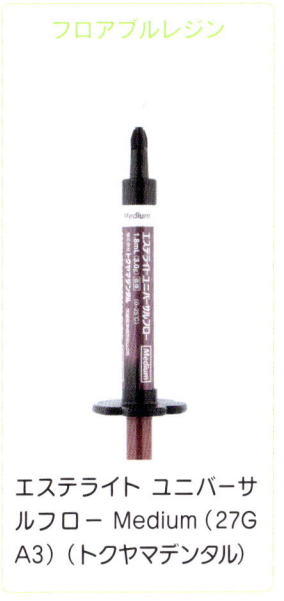

フロアブルレジン

エステライト ユニバーサ
ルフロー Medium（27G
A3）（トクヤマデンタル）

図 3-22a フロアブルレジン（27G A3）を用いて隣接面の充填を行う。 **図 3-22b**

①歯頸部の歯質が十分に存在する場合、歯間離開用器具は、アダプトルーシーウェッジ（kerr）
かアイボリーセパレーター（デンテック）を選択する。アイボリーセパレーターは、歯間離開
量の調整を行いやすいため使用頻度は高い。

②歯間離開用器具を装着したら、充填した口蓋側のバックウォールにマトリックスを押さえつけ
た状態で、マトリックスのプレカーブが付与したい隣接面形態と一致していることを確認す
る。口蓋側の充填を終えているため、マトリックスを歯面に押さえつけても、マトリックスの
形態を損ねないことが多い。

③マトリックスを歯面に押さえつけて、フロアブルレジン（27G A3）をマトリックスのプレカー
ブに沿って流し込み、隣接面の隔壁を充填していく。その際の充填範囲が重要である（**図
3-22a：ピンク色部**）。

④充填範囲は、コンタクトポイントから唇側に 0.5 〜 1.0mm 程度の位置まで行う（**図 3-23：ピンク色部**）。マトリックスに沿って充填を行ったとしても、最初に充填した口蓋側のレジンと次に充填した唇側のレジンには必ず境界ができる。この境界線は、研磨を行う必要がある。境界がコンタクトポイント部にできた場合、研磨を行うことでコンタクトポイントがあまくなる。唇側に 1.0mm 以上の位置まで充填を行うと、最後に充填を行うペーストレジンとの色調の境界が唇側の目立つ位置にできるため、審美的な問題が生じることがある。また、窩洞が小さい場合に唇側面への充填量が多くなると、次の充填を行う際にフロアブルレジンのシリンジが入らなくなることがある。また、充填を行っているレジンを目視できなくなることで、気泡を混入させる危険性も高くなる。そのため、隣接面の充填範囲は唇側に 0.5 〜 1.0mm 程度の位置までにする。

⑤歯冠長が長い場合、マトリックスの高さが足りないことがある（**図 3-24a**）。まずは、マトリックスを斜めに設置することで、高さを確保できないか試みる（**図 3-24b**）。確保できない場合、歯頸部にレジン充填を行い（**図 3-25a：ピンク色部、図 3-25b**）マトリックスを切縁側にずらした状態で、歯間離開用器具を装着し、隣接面の充填を行う（**図 3-25c**）。

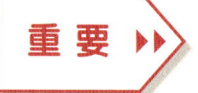 **唇側・口蓋側への充填は、境界線の研磨を行うためにコンタクトポイントから 0.5 〜 1.0mm 程度とする**

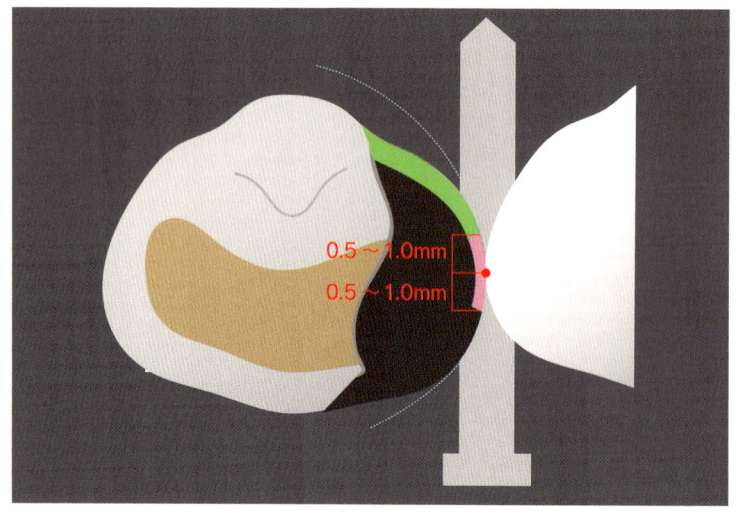

図 3-23 隣接面の充填は、コンタクトポイントから唇側に 0.5 〜 1.0mm 程度の位置まで充填を行う。

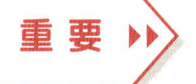 **重要** ▶▶ # マトリックスの高さが足りない場合の対処法

<参考症例：マトリックスの高さが足りない場合>

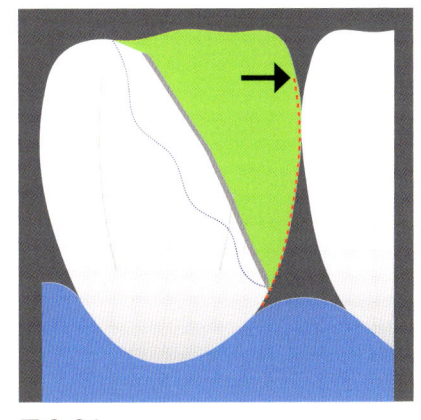

図 3-24a

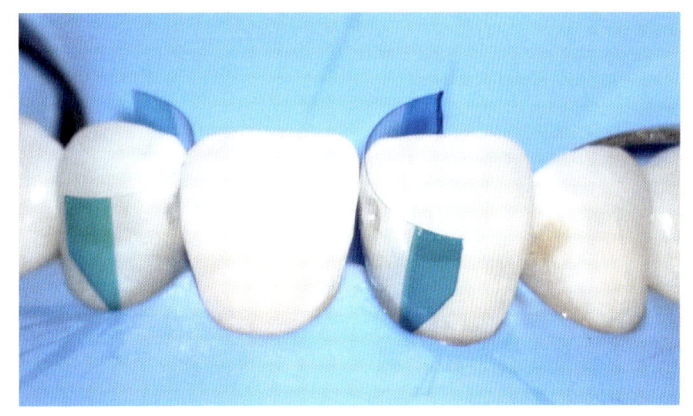

図 3-24b　マトリックスを斜めに設置する。

<参考症例：マトリックスを斜めに設置しても高さが足りない場合>

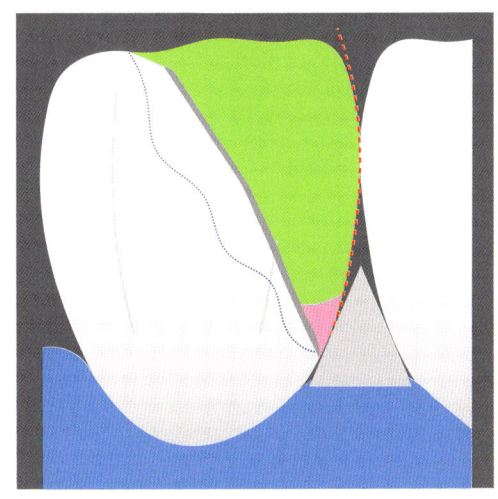

図 3-25a　歯頸部にレジン充填を行い、マトリックスを切縁側にずらした状態で、歯間離開用器具を装着し隣接面の充填を行う。

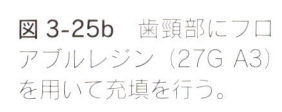

図 3-25b　歯頸部にフロアブルレジン（27G A3）を用いて充填を行う。

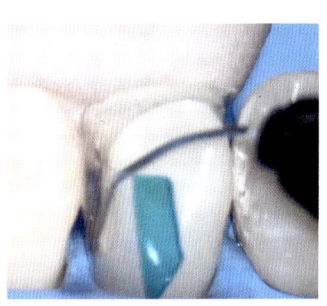

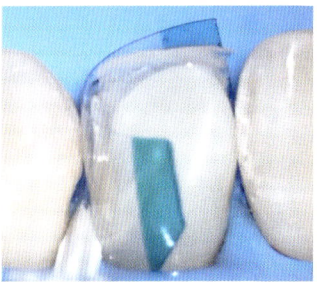

図 3-25c　マトリックスを切縁側にずらした状態で、歯間離開用器具を装着し隣接面の充填を行う。

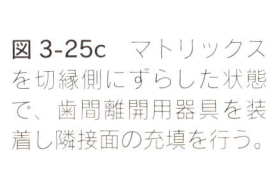

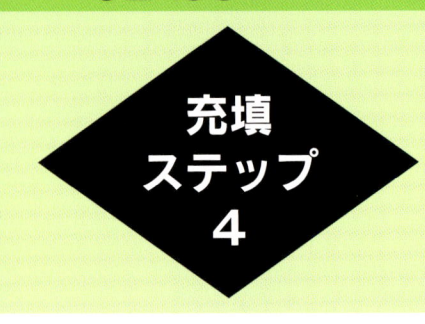

光の透過を遮断するために
オペーク色を充填する

①マトリックスが邪魔になりレジン充填を行いにくい場合は、歯間離開用器具とマトリックスを除去することがある。隣接面のレジンが薄く、歯間離開用器具を除去するとレジンが変形する可能性がある場合は、マトリックスのみを除去し歯間離開用器具は装着した状態で充填を行う。マトリックスが邪魔にならない場合は、マトリックスを設置した状態で充填を行う。

②Ⅳ級窩洞は、唇側から観察すると光が透過して暗く見える、明度が低い状態である。そのため、光を遮断し明度を上げるために、オペーク色を充填する必要がある。フロアブルレジン（20G OPA3）を用いて暗く見えなくなるまで、確認しながら少しずつ充填・重合を行う（**図3-26a、b：黄色部**）。オペーク色を充填しすぎると、明度が上がりすぎて白くなることがあるため、オペーク色の充填量には注意が必要である。歯の頬舌的厚みが薄い場合、オペーク色の充填量は少ないことがある。

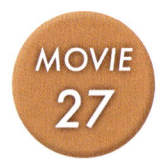

MOVIE
27

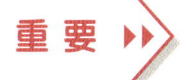

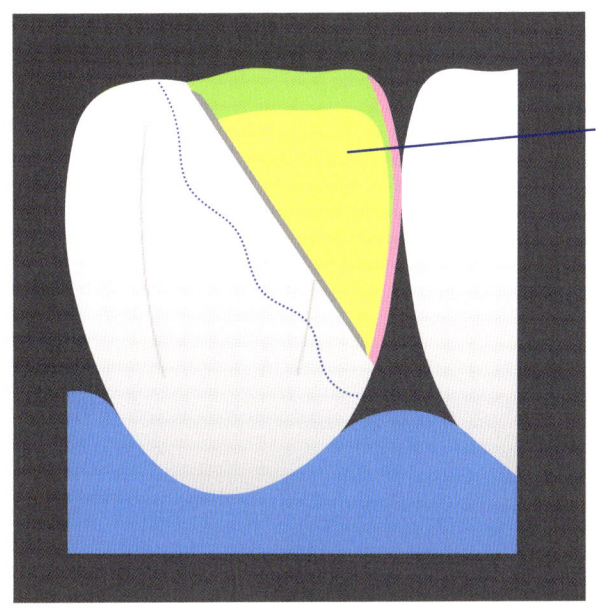

フロアブルレジン
（オペーク色）

図 3-26a

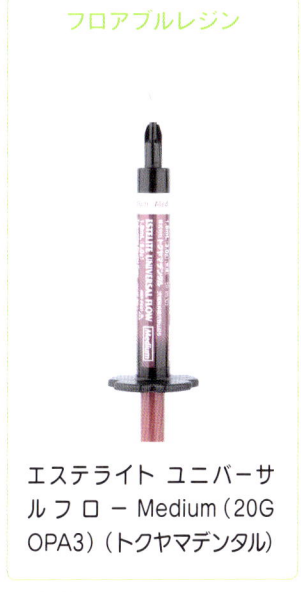

フロアブルレジン

エステライト ユニバーサ
ル フ ロ ー Medium（20G
OPA3）（トクヤマデンタル）

図 3-27

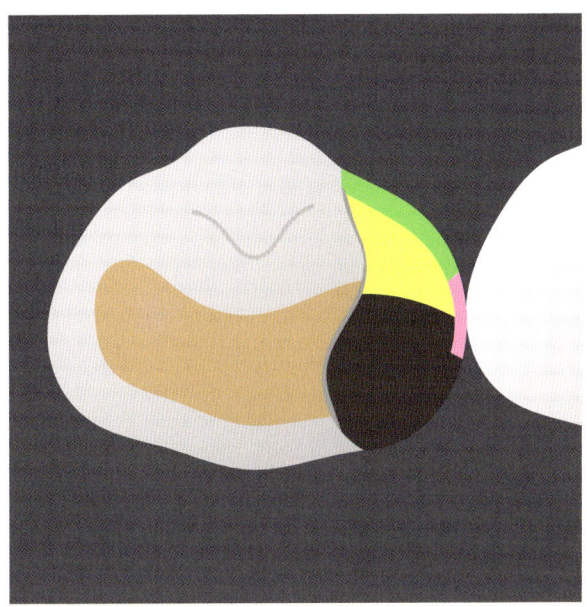

図 3-26b

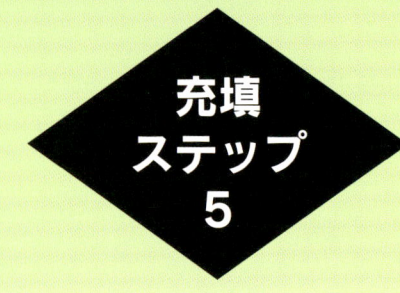

周囲と違和感がなくなるまで ボディー色を充填する

オペーク色の充填を行い光の透過を遮断することができたら、ボディー色を充填する。

①マトリックスを設置したまま充填を行った場合は、ここで歯間離開用器具と一緒に除去する。

②オペーク色を充填した後は、光は遮断できているが周囲の歯質とは明度が合っていない状態である。フロアブルレジン（A3 もしくは A3.5）を用いて、残存している周囲の歯と明度が合い、周囲と馴染み違和感がなくなるまで少しずつ積層充填を行う（**図 3-28a、b：青色部**）。

> ⚠️ **CAUTION** ⚠️
>
> この時点で歯は乾燥し白くなっているため、歯の色は参考にならない。明度を参考に充填を行う。

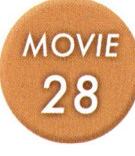

MOVIE
28

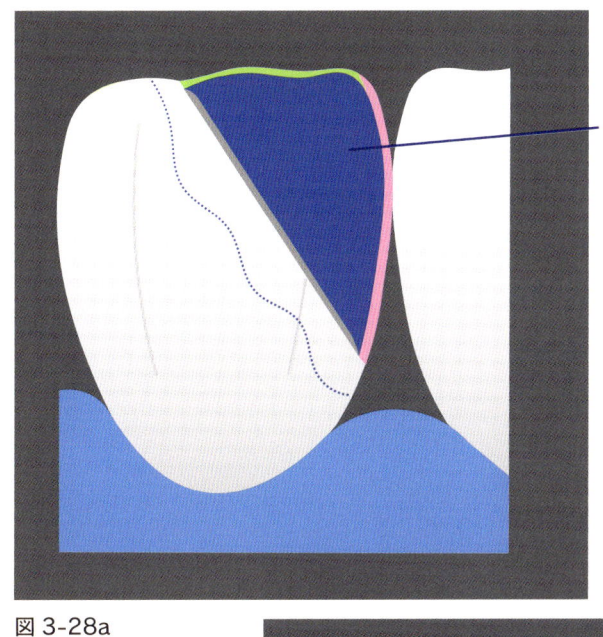

フロアブルレジン
（ボディー色）

図 3-28a

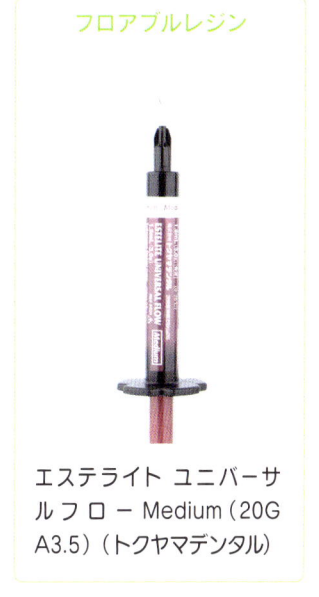

フロアブルレジン

エステライト ユニバーサ
ル フ ロ ー Medium（20G
A3.5）（トクヤマデンタル）

図 3-29

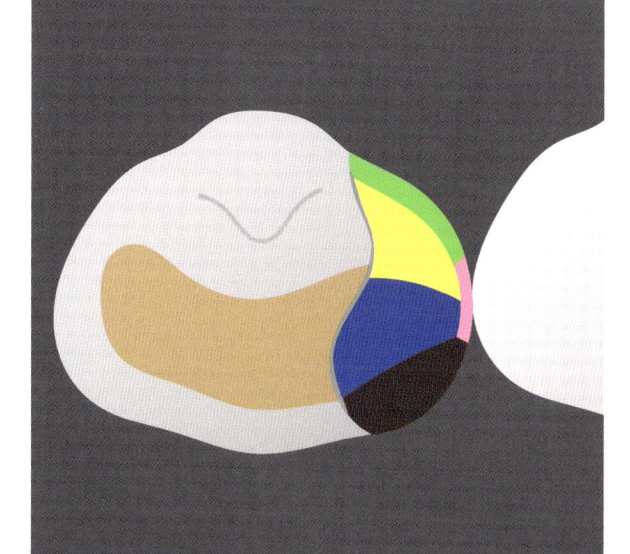

図 3-28b

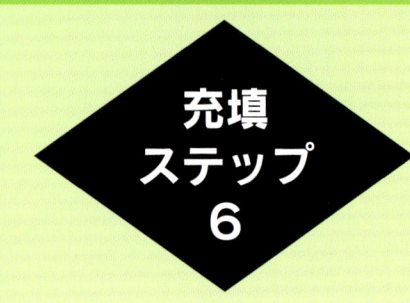

唇側の最表層部には
エナメル色を充填する

充填
ステップ
6

　ボディー色の充填を行い周囲と馴染み違和感がない状態にできたら、エナメル色の充填を行う。

①唇側の最表層部は、ペーストレジン（OcE）を用いて充填を行う（**図3-30a、b：緑色部**）。ボディー色の充填を行った後は、周囲の歯質と明度を合わせている状態であるため、色調を確認しながら充填を行う必要がない。レジンが充填操作時に硬化しないように、オレンジフィルターをかけて処置を行う。

②CLASS IVは、ラインアングルを再現する必要があるため、診断用ワックスアップを参考に形態付与を行う。

③レジンの充填操作は、まず隣接面に充填を行ったレジンとフィットさせる。次に歯頸部の歯質とフィットさせ、残っているレジンを中央部から切端側の順に移動させる。歯質とフィットさせながら大まかな形態を付与する。余分なレジンはここで除去しておく。

④適正なレジン量にできたら、充填器でラインアングルの形態を大まかに付与する。筆（トクソー毛筆セット No.21）を用いて、レジンを歯質とフィットさせながら細かい凹凸を平坦化させる。ラインアングルは、凸形態をしている。凸形態にしたい部分のすぐ横を筆や充填器でくぼませることで、凸形態のラインアングルを付与することができる。

⑤充填範囲は、ベベルを超えすぎないように注意する。ベベルを超えた位置まで充填を行うと、余剰分を形態修正で除去するために時間を要する。また、レジンは歯面処理が行われていないエナメル質と接着しないため、術直後にステップがあることに気づかず褐線が入る原因になる。ベベルを付与した範囲を覚えておき、ベベルより1.0mm程度超えた位置までレジンを薄く延ばしておく（**図3-30a：緑色部**）。ベベルを1.0mm程度超えて充填を行ったレジンは、形態修正・研磨を行う際に除去しレジンと歯質を移行的にする。

⑥研磨を終えた最終形態を100%とするならば、充填後の状態は103%程度の形態に充填を行い、形態修正と研磨で100%にするイメージで行う。予定よりも過剰に充填を行うと、バーを用いて100%の形態に修正することは困難である。最小限の形態修正と研磨で終えられるように103%程度の充填量を心がける。

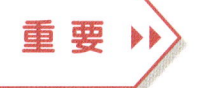

ラインアングルと表面性状を再現する

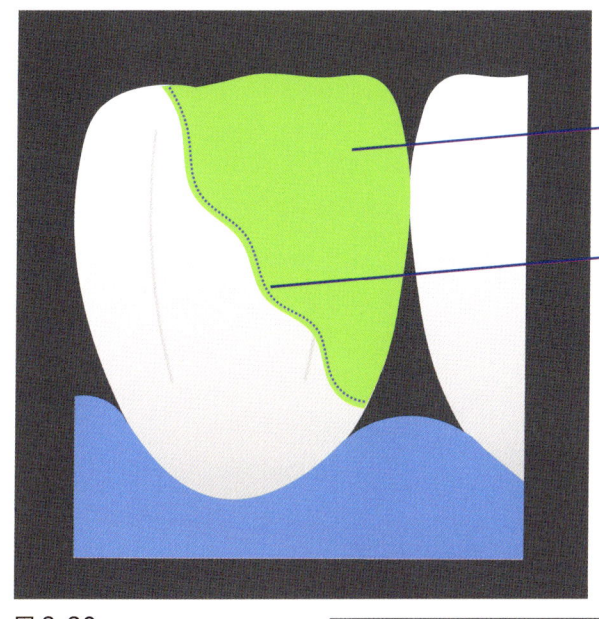

図 3-30a

ペーストレジン
（エナメル色）

ベベルを 1.0mm 程度超え
た位置まで充填する

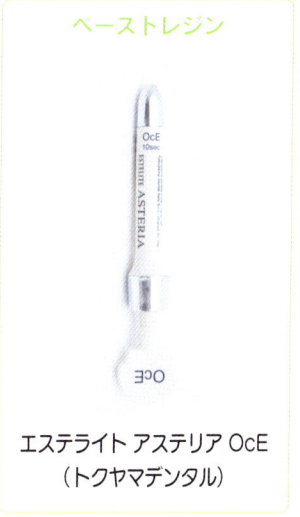

エステライト アステリア OcE
（トクヤマデンタル）

図 3-30c

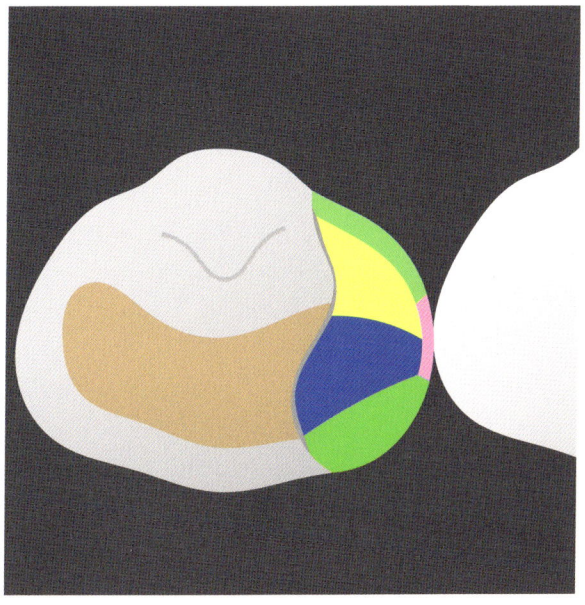

図 3-30b

MOVIE
29

MOVIE
30

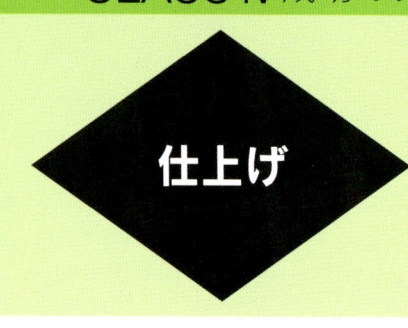

仕上げ　形態修正・研磨を行う

①充填直後は、レジン表面に細かい凹凸が残っていることや、ベベルを超えて充填されたレジン
　が歯質に薄く残っていることがある。形態修正は、バーを用いて形態を付与していくのではな
　く、細かい凹凸をなくしレジンと歯質を移行的にしていく工程である。メリーダイヤ nmg-4
　のバーを5倍速コントラに装着して、5,000〜8,000回転程度の低速で行う（**図3-31**）。
　メリーダイヤ nmg-4 のバーは、使い古してダイヤモンドの粒子が細かくなったものを用いる。
　ダイヤモンドの粒子が大きく残っていると大きな傷ができ、研磨に時間を要するためである。

②形態修正は、無注水で行う。歯質の温度が上がらないように、アシスタントにエアーをかけて
　もらいながら行う。注水を行うとレジンと歯質の表面性状が確認できず、濡れた状態では綺麗
　に見えていても、乾燥させると粗造感が残っていることがあるからである。

③形態修正中は、常に切削片を確認しながら行う。歯質とレジンの境界部分にステップがある
　と、切削片がステップに入り込みライン状に見える。このラインがなくなるまで、低速回転の
　バーを用いてレジンを除去していく。バーの回転方向とバーを動かす方向は、レジンから歯質
　に向かうようにすることがポイントである。切削片が薄く均一に見えるようになったら、研磨
　を行う。

④研磨は、フレクシィポイントを青、ピンクの順に使用し（**図3-32**）、最後は水分を十分に含
　ませたフェルトポイントにエナメライズポリッシングペースト（**図3-33、34**）をつけて艶
　出しを行う。

⑤術後の歯は、脱水し白く変化しているため、レジンと歯質の色が合っていないは当然である。
　シェードは、次回来院時に再評価を行う。

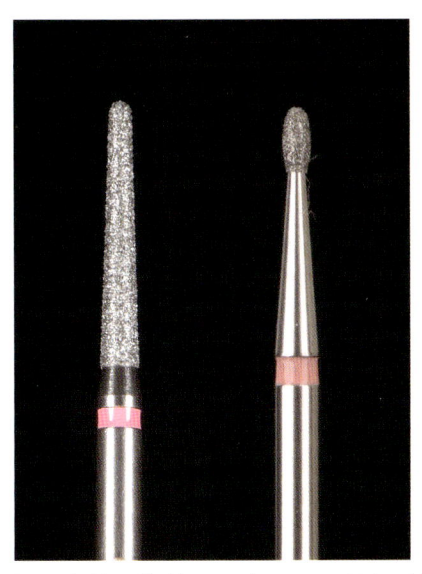

図 3-31　歯科用ダイヤモンドバー：メリーダイヤ nmg-4（日向和田精密製作所）。

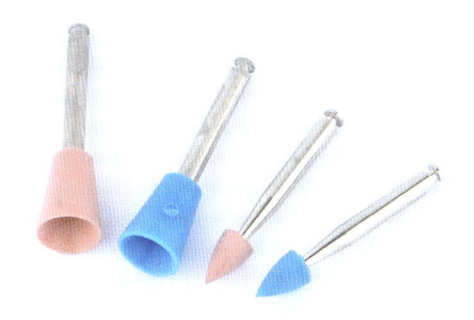

図 3-32　形態修正、中研磨用ポイント：フレクシィカップ、フレクシィポイント（マイクロテック）。

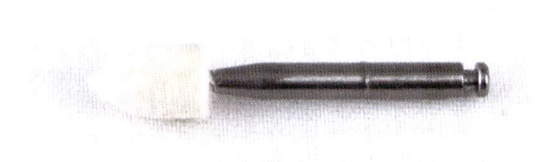

図 3-33　仕上げ用フェルトポイント：フェルトフレクシィポイント（マイクロテック）。

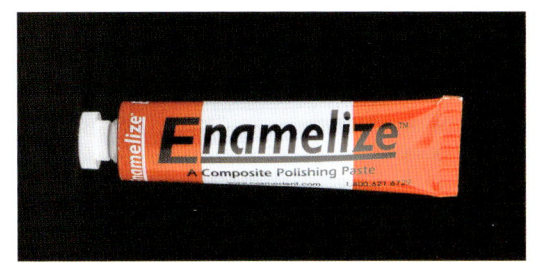

図 3-34　研磨ペースト：エナメライズポリッシングペースト（マイクロテック）。

CLASS IV の仕上がり
（パターン1）

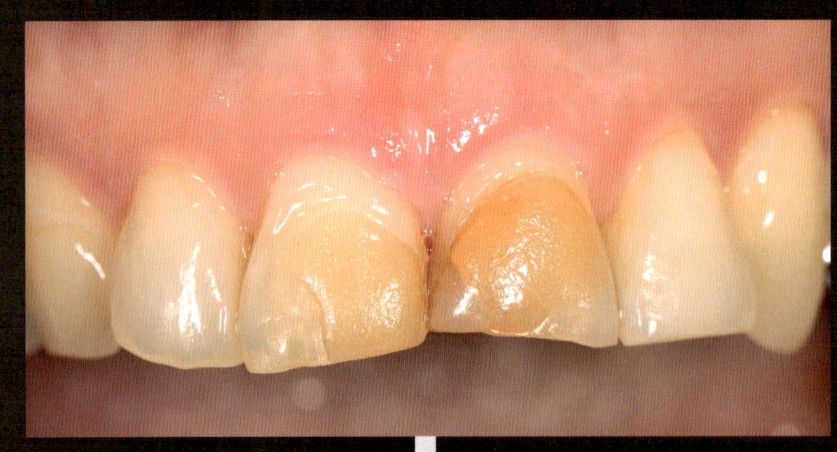

術前

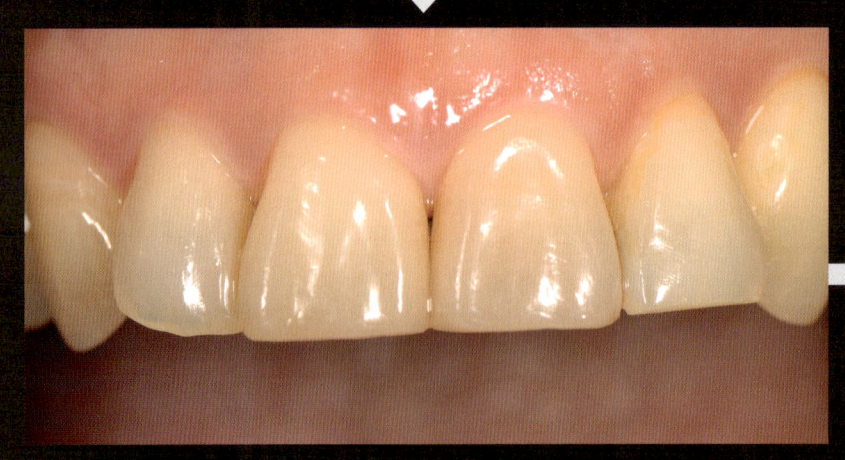

術後

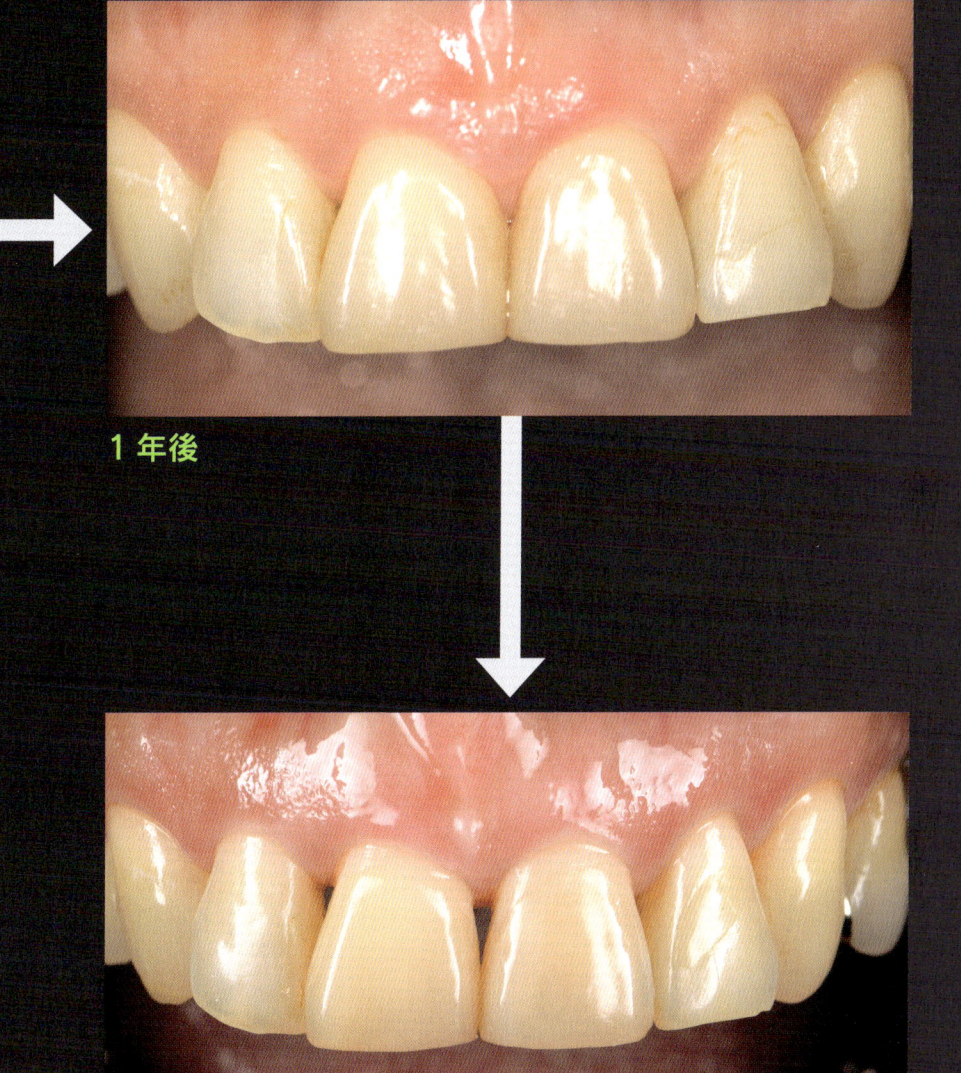

1 年後

FINAL

７年９ヵ月後　メインテナンス期間中に一度も研磨は行っていない。術後に形態修正・研磨をしっかり行うことで、コンポジットレジンでも着色や劣化は認めないことを実感した症例である。

COLUMN1

隣接面の修復が2歯に及ぶ場合は……

　上顎中切歯の正中線を回復する症例の場合、1日で1歯の充填を行い2日に分けて処置を行う。同時に処置を行うと、歯間離開用器具を装着することでマトリックスの正中がずれる。結果的に充填後の正中がずれる失敗につながる。本症例は1日目に左側の充填を行い、処置後に写真を撮影しkeynote上で正中線や幅径を確認した。2日目に左側の形態修正を行い、右側の充填を行った。

術前

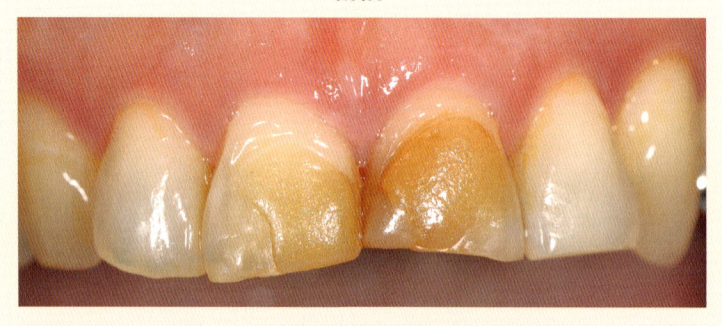

上顎左側中切歯の充填を終えた状態

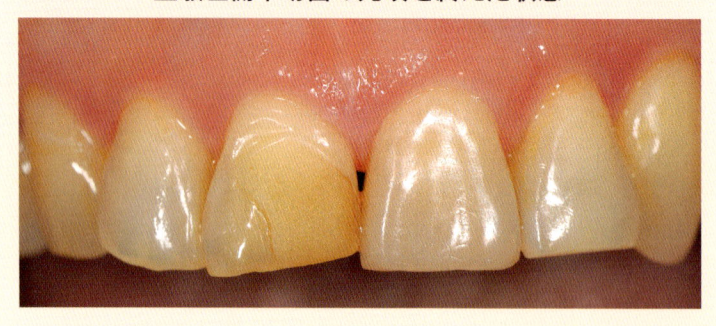

術後

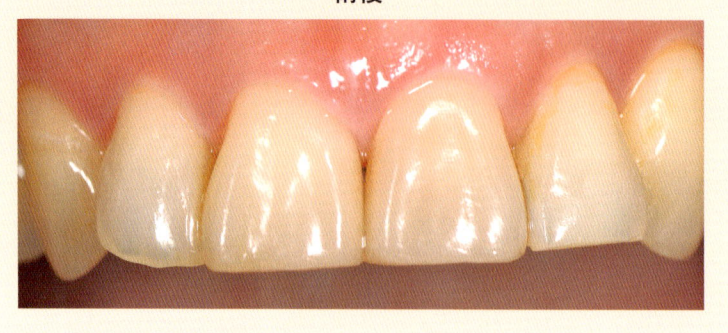

CLASS IV　パターン2

切縁に透過性がある：
マメロン構造の再現が必要な場合

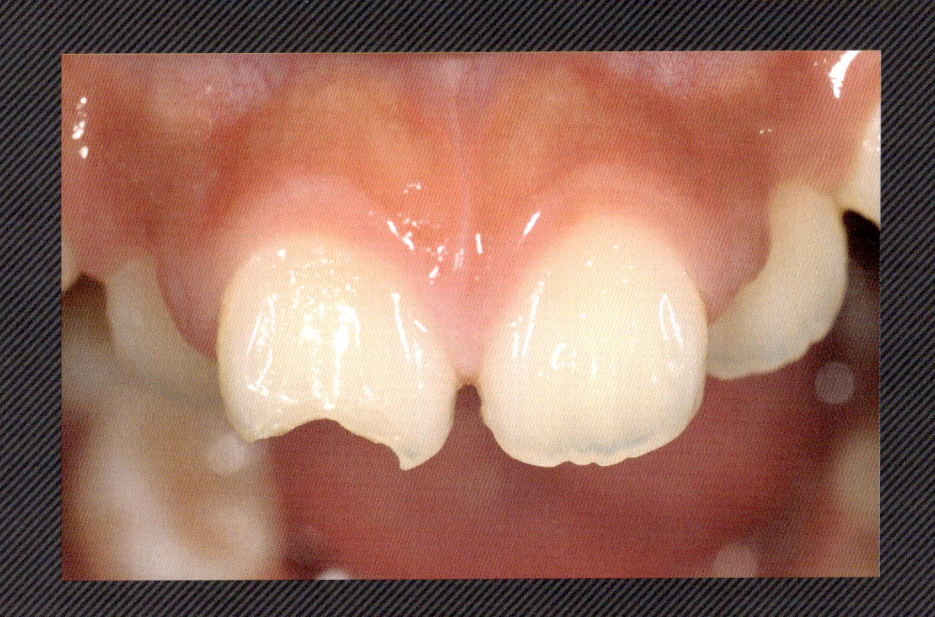

検査・診断

術者自身で診断用ワックスアップを行い、形態をイメージしておく

　診断用ワックスアップは歯科技工士に依頼せず、必ず術者自身で行うべきである。ワックスアップを行うことで、どの部分にどの程度のレジンを充填する必要があるかを確認しておくことができ、レジンのレシピもある程度予想しておくことができる。ワックスアップでできないのであれば、口腔内でレジン充填を行い形態を付与することはできないと考えるからである。

　本 Chapter モデル症例（パターン２）の患者は、11 歳の女児。スポーツをしている際に外傷により前歯を破折したため来院。露髄は認めず、臨床症状も特に認めなかった。診断用ワックスアップを行うための印象採得を行い、破折した歯質の保護のために表面にフロアブルレジンを薄く充填し処置を終えた。

　窩洞が小さい場合でも、模型上で診断用ワックスアップを行い処置に挑んだ方が確実である。筆者の日常臨床において、マメロン構造を必要とする症例は少ない。参考症例を交えて解説する。

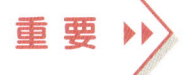

重要 ▶▶ 反対側同名歯を参考に形態を再現する

本 Chapter モデル症例（パターン2）

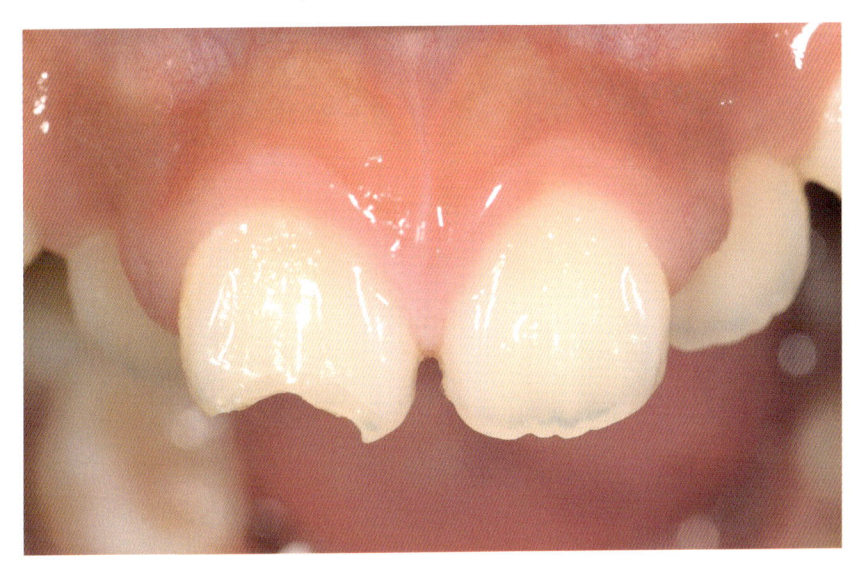

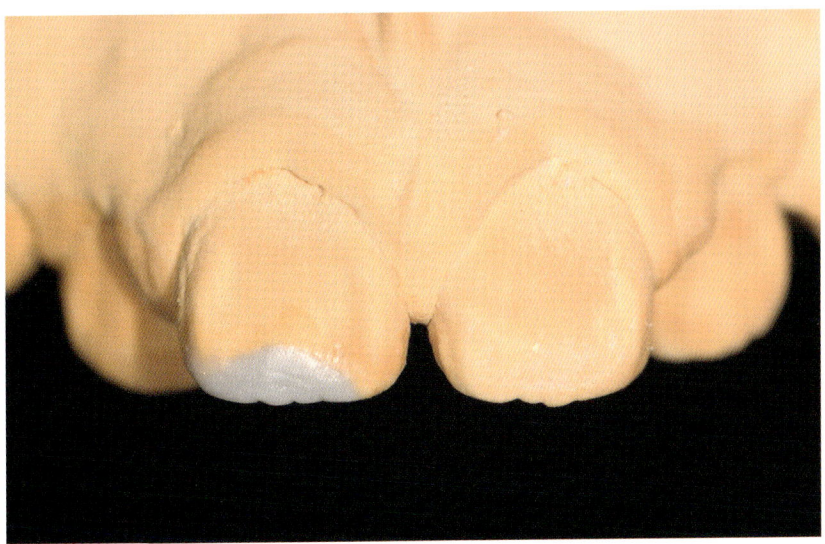

図 3-35a,b 反対側同名歯を参考に切縁結節の形態を再現することにした。

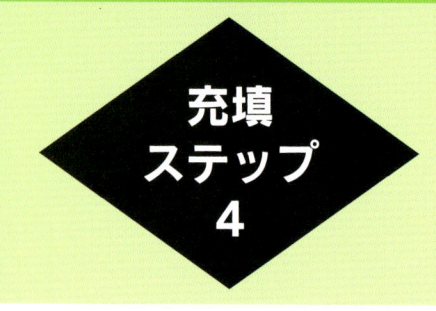

**充填
ステップ
4**

術前処置 1 ～ 4、充填ステップ 1 ～ 3 はパターン 1 にならう

マメロン構造を再現するためにオペーク色を充填する

　隣接面を含む窩洞の場合、バックウォールを充填後に隣接面の充填を行い、マメロン構造を充填する。マメロン構造は、オペーク色を用いて充填を行う（**図 3-37、38**）。

①本 Chapter モデル症例（パターン 2）の窩洞は小さかったため、バックウォールの充填にはペーストレジン（OcE）ではなく、フロアブルレジン（ビューティフルフロープラス X F00 INC）を用いた。

②マメロン構造の付与には、ペーストレジン（オペーク色）を使用する（下記の参考症例を参照）。反体側同名歯を参考にして、発育葉の構造を付与する。本 Chapter モデル症例（パターン 2）では、窩洞が小さかったためフロアブルレジン（OPA3）を使用した。フロアブルレジンでは、マメロン構造の強弱をつけることが難しいため、ペーストレジンを用いること推奨する。使用するシェードは、ベースの色を A2 と判断したため、オペークレジンは OPA3 を選択した。ベースのシェードよりも、1 トーンか 2 トーン暗い色を選択する。

③オペークレジンを充填しすぎると、最表層に用いるエナメル色のレジンが充填できなくなるため注意が必要である。

※モデル症例は、11 歳であったため年齢を考慮し歯質を温存するために審美目的のベベル付与は行わなかった。

ペーストレジンを用いたマメロン構造の形態付与のポイントを参考症例で解説する。バックウォール充填後（**図 3-36a**）、ペーストレジン（エステライトアステリア A3B）を切縁部までいったん充填を行い（**図 3-36b**）、レジンを除去しながらマメロン構造を付与していく（**図 36-c**）。どの程度マメロン構造を付与し切縁部に透過性を持たせるかは、反体側同名歯を参考にする。

＜参考症例＞

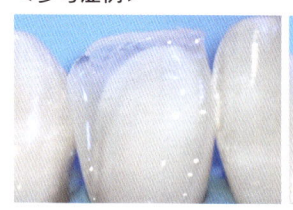

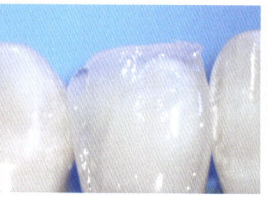

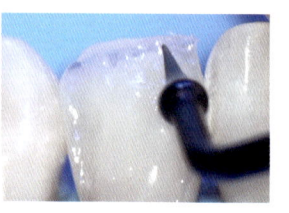

図 3-36a　バックウォール充填後。

図 3-36b　ペーストレジンを切縁部まで充填した状態。

図 3-36c　レジンを除去しながらマメロン構造を付与していく。

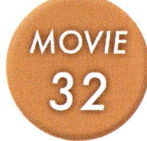

MOVIE
31

MOVIE
32

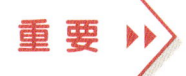

重要 ▶▶ 切縁部分に光が透過するスペースを残しておく

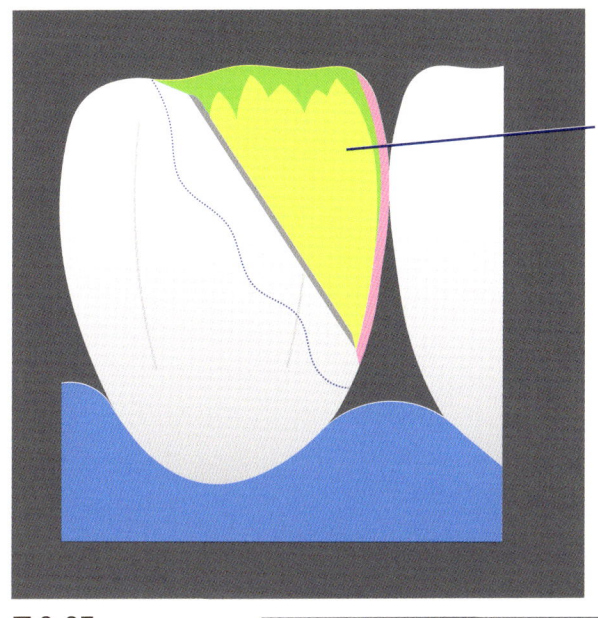

図 3-37a

フロアブルレジン
（オペーク色）

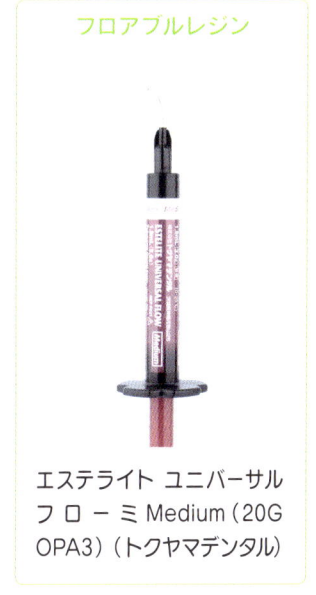

エステライト ユニバーサル
フ ロ ー ミ Medium（20G
OPA3）（トクヤマデンタル）

図 3-38

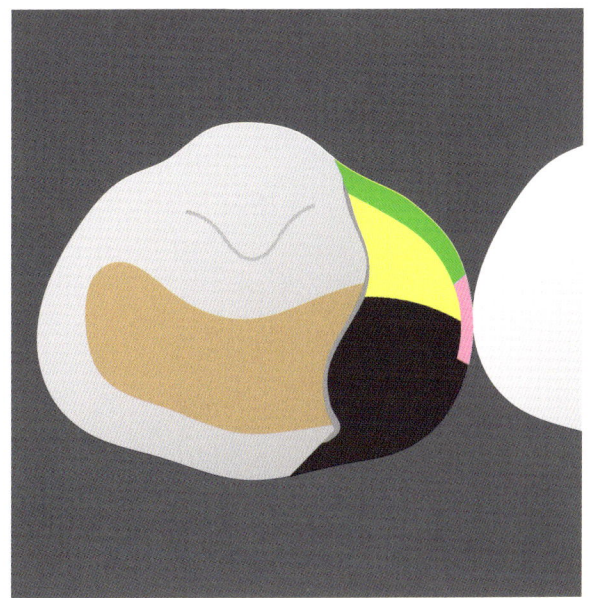

図 3-37b

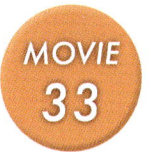

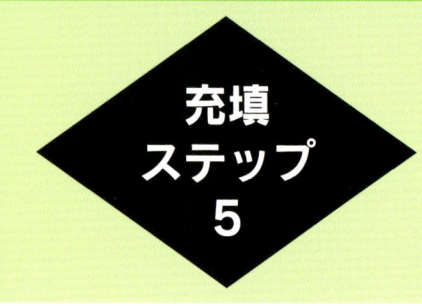

切縁部分に、
クリアー色の充填を行う

マメロン構造を充填後、切端部分の充填を行う。

①切縁部分には、透過性の高いクリアー色のフロアブルレジン（ビューティフルフロープラス X F00）（27G OPA3）を用いる。細かい構造体を付与しているため、ペーストレジンを用いると気泡を混入させる可能性が高くなるためである（**図 3-39、40：赤色部**）。

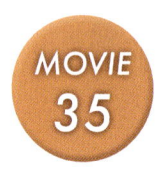

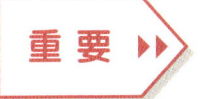 切縁部分には、透過性の高いフロアブルレジン
を充填する

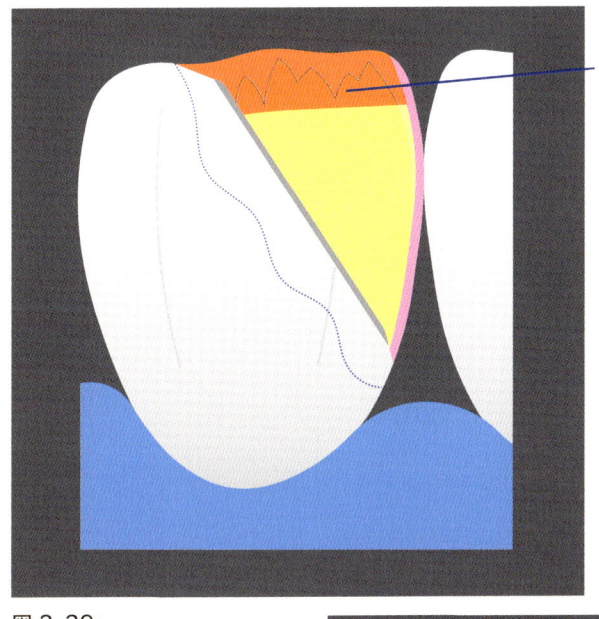

図 3-39a

フロアブルレジン
（クリアー色）

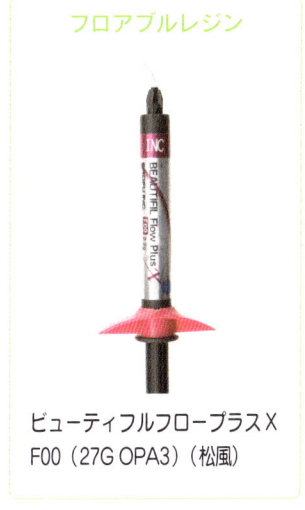

フロアブルレジン

ビューティフルフロープラス X
F00（27G OPA3）（松風）

図 3-40

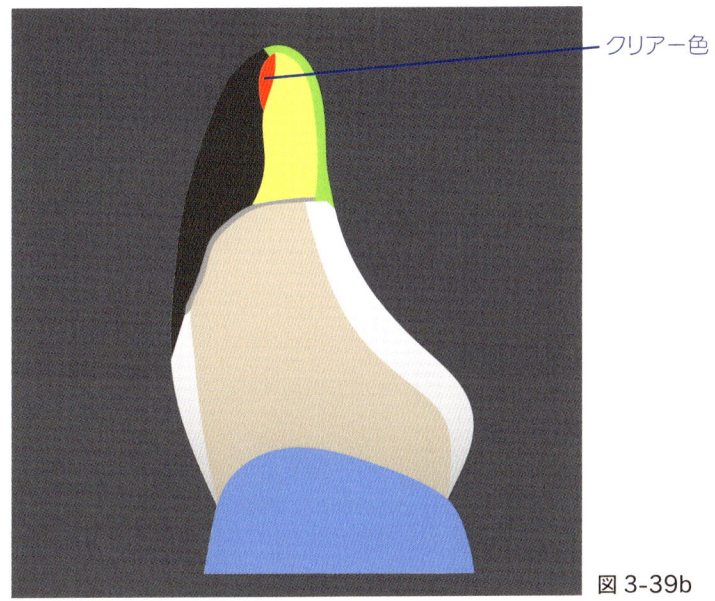

クリアー色

図 3-39b

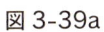

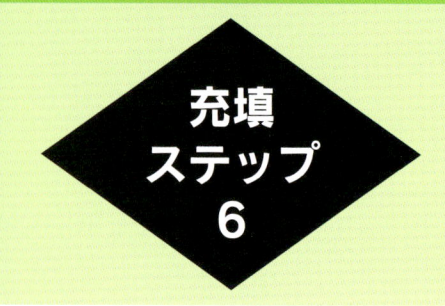

充填ステップ6

周囲と違和感がなくなるまでボディー色を充填する

マメロン構造の充填を終えたら、マメロン構造を付与した切縁部を除く、中央部と歯頸部に周囲と違和感がなくなるまでボディー色を充填する。

②マトリックスと歯間離開用器具を設置したまま充填を行った場合は、ここで除去する。

③オペーク色を充填した後は、光は遮断できているが周囲の歯質とは明度が合っていない状態である。フロアブルレジン（A3もしくはA3.5）（**図3-29**と同製品）を用いて、残存している周囲の歯と明度が合い、周囲と馴染み違和感がなくなるまで少しずつ積層充填を行う（**図3-41a、b：青色部**）。

※モデル症例（パターン2）は、窩洞が切縁部分に限局していたため、ボディー色を充填するスペースがなかったため充填を行っていない。

**重要** ▶▶ **明度が合って周囲と馴染むまで、フロアブルレジン（A3もしくはA3.5）を充填する**

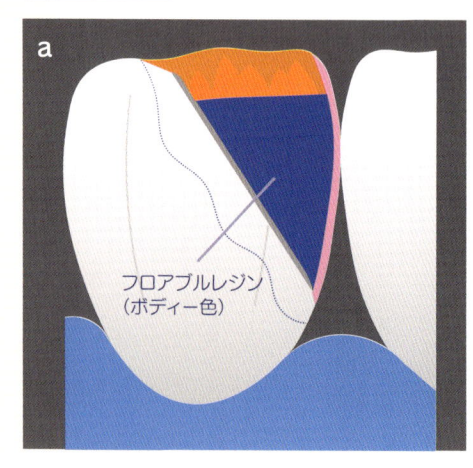
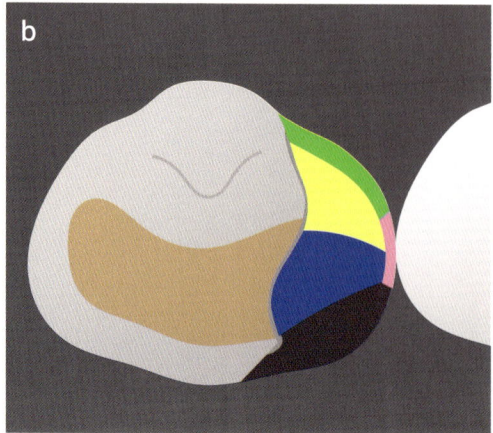

フロアブルレジン（ボディー色）

図 3-41a,b

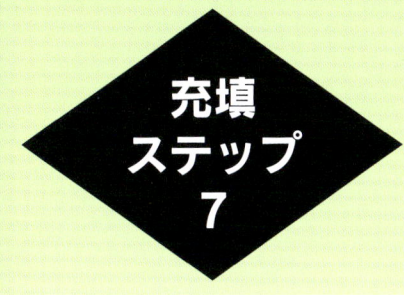

唇側の最表層部には、エナメル色を充填する

ボディー色の充填を行い周囲と馴染み違和感がない状態にできたら、エナメル色の充填を行う。①唇側の表層部分は、ペーストレジン（OcE）（**図3-15と同製品**）を用いて充填を行う（**図3-42a、b：緑色部**）。ボディー色の充填を行った後は、周囲の歯質と明度を合わせている状態であるため、色調を確認しながら充填を行う必要がない。レジンが充填操作時に硬化しないように、オレンジフィルターをかけて処置を行う。

充填操作と形態修正・研磨は、P.160 ～ P.161 を参照。

重 要 ▶▶ ラインアングルと表面性状を再現する

MOVIE 36

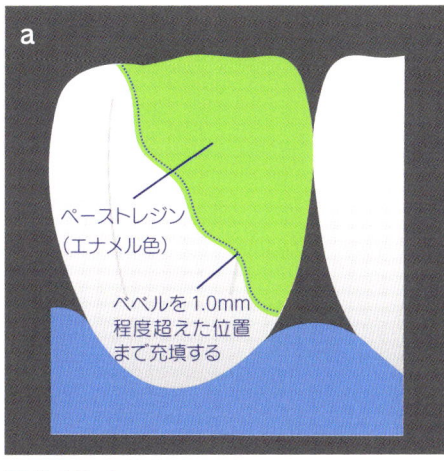

ペーストレジン（エナメル色）

ベベルを1.0mm程度超えた位置まで充填する

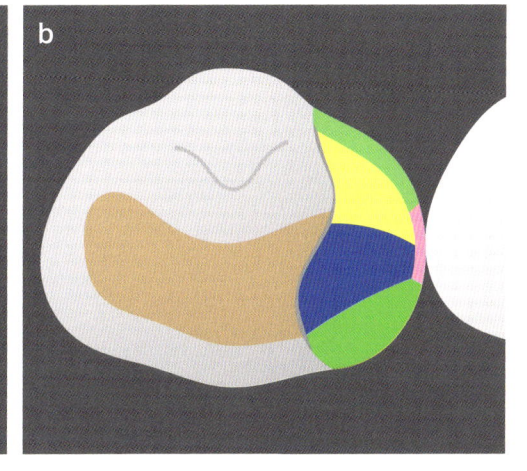

図 3-42a,b

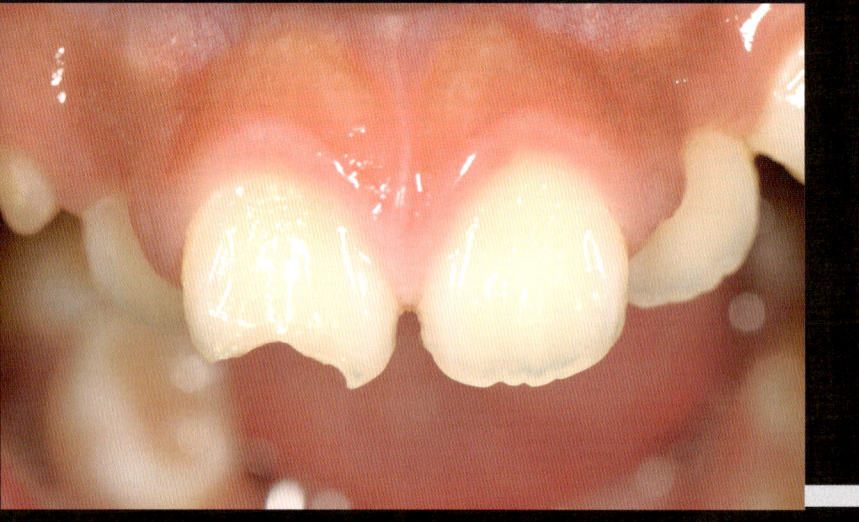

術前

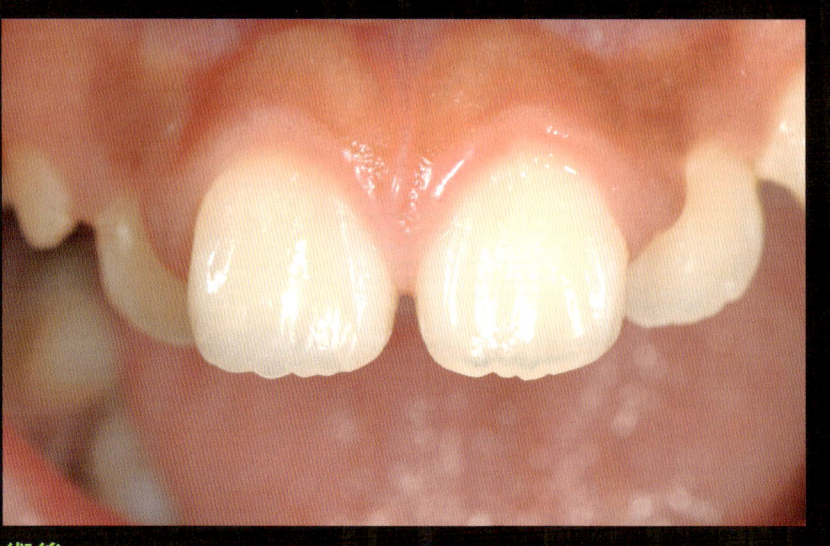

術後

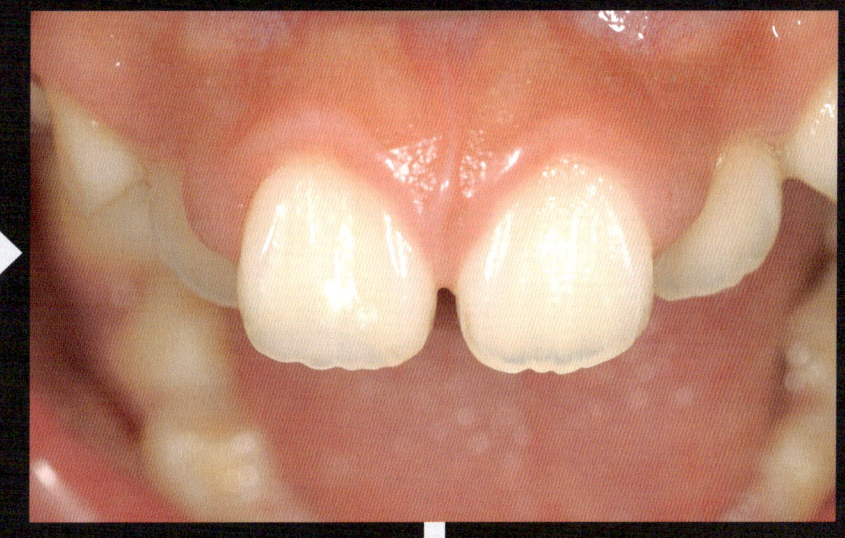

1 年後

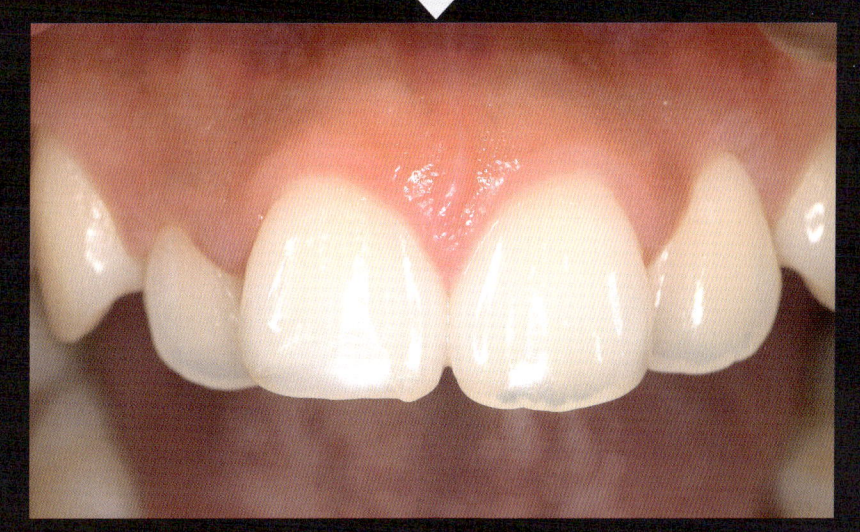

FINAL

8 年後　レジン充填を行った上顎右側中切歯は反対則の天然歯と同様に咬耗を認める。患者は、19 歳になり歯列不正の改善のために矯正治療を希望された。矯正治療後に検査を行い、再度コンポジットレジン充填を行い審美的な改善を行うか検討することにしている。歯質を温存しておくことは、再治療の際もう一度コンポジットレジン充填で処置を行える選択肢を残すことができると実感した症例であった。

COLUMN2

患者には見えない部位だが、前歯口蓋側の形態には注意が必要

　本症例は、上顎右側中切歯の口蓋側の形態に配慮して充填を行った症例である。

　術前（**図①**）は、口蓋側の辺縁隆線が付与されていない。反対側同名歯の辺縁隆線を参考に充填を行った（**図②**）。前歯口蓋側は機能面であるため、咬合接触とアンテリアガイダンスを回復するように心がける。術前（**図①**）のように左右で口蓋側の形態が異なると、舌感が悪いため舌で歯を常に触るようになる。この力が、歯牙移動を起こす原因になることがある。前歯口蓋側の形態は、患者からは見えない部位であるが、形態の付与には注意が必要である。

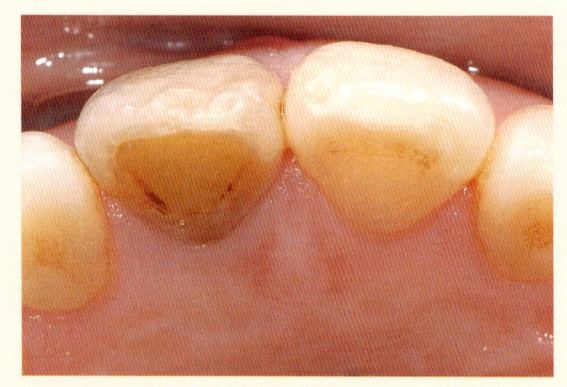

図① 術前。

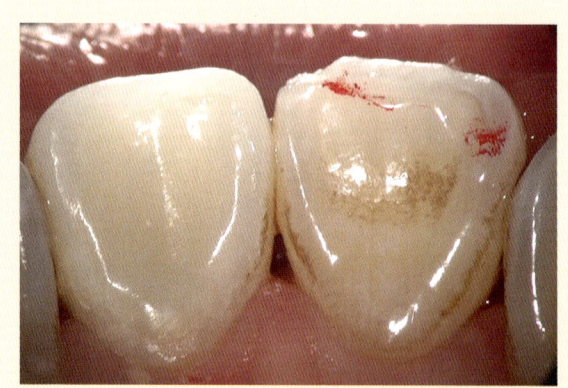

図② 術後。

COLUMN3

前歯に用いるお勧め歯間離開用器具

　本 Chapter モデル症例（パターン１）では、歯間離開用器具にアダプトルーシーウェッジを使用した症例を供覧している。本文中（P.151）でも述べているが、前歯では歯間離開量の調整を行いやすいアイボリーセパレーターを使用する頻度は高い。

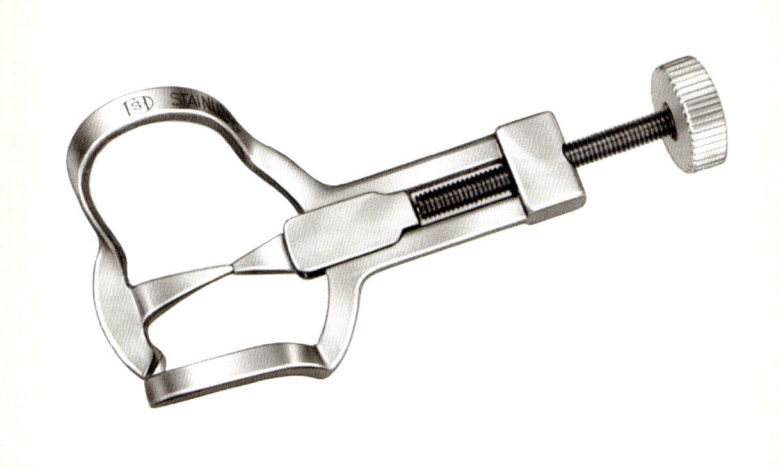

図①　アイボリーセパレーター（デンテック）。

178

Chapter 4

これがわかれば必ず上手くいく

CLASS V
成功のレシピ

CLASS Ⅴ 成功のレシピ

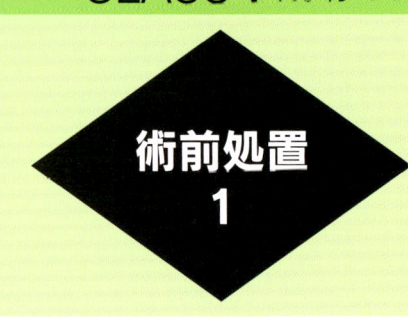

**術前処置
1**

歯冠中央部のシェードを
確認する

　Ⅴ級窩洞は、他の窩洞と比べて形態が単純であるため、難易度は低いと言える。しかし、Ⅴ級窩洞は楔状欠損を伴い、窩洞が歯肉縁下に及んでいることが多い。窩洞が歯肉縁下に及びラバーダム防湿を行うことが難しい場合、歯肉圧排による簡易防湿で処置を行うことがある。また、レジンを充填するスペースが少ないため、明度を上げすぎて白抜けすることがある。使用するレジンのシェードの選択には注意が必要である。

　処置を始める前に歯冠中央部のシェードを確認する。本 Chapter モデル症例は、シェードを A3 と診断した（**図 4-1**）。しかし、歯冠中央部のシェードである A3 のレジンを歯頸部に使用すると明度が上がりすぎる。歯の色は歯頸部から切縁側に向かうに従い明るくなるため、中央部のシェードが A3 であれば歯頸部のシェードは A3.5 か A4 を用いる。

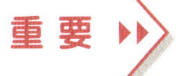 **重 要** ▶▶ **明度を上げすぎないように注意する**

本 Chapter モデル症例：初診時

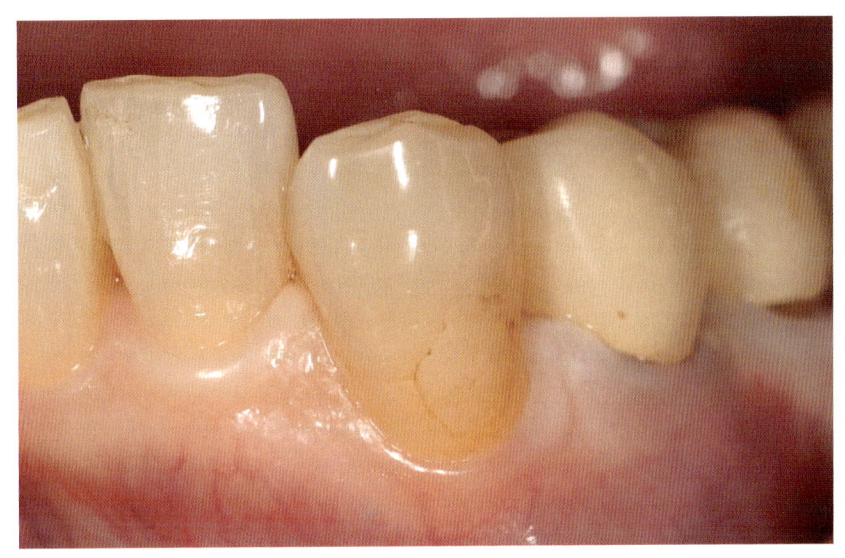

図 4-1 歯頸部に不適合なレジン充填を認める。

**術前処置
2**

ベベルを付与する

う蝕除去を終えたら、ベベルを付与する。

①唇側ベベルは、窩洞からの展開角が 45°～ 60°でエナメル質の範囲内に 1.0 ～ 2.0mm[4] 付与する（**図 4-2：青色点線部**）。ベベルは、歯質の温存の点からすると最小限にとどめることが望ましいが（**図 4-3：通常のベベル**）、前歯部唇側は審美領域であるためベベルを 2.0 ～ 3.0mm 程度に広く付与することがある（**図 4-3：ロングベベル**）。ベベルを広く付与することで色が少しずつ変化していくことで、一本の歯として違和感がない状態にできる。一本の歯を観察すると、歯冠の中央部はシェードが A3 であったとしても、歯頸部は A4 で切端部は A2 であったりと、すべての部分で同じ色であることはない。部位によって異なる色が徐々に変化していくことで、一本の歯として違和感がない状態なのである。

②楔状欠損のように窩洞が歯肉辺縁から歯肉縁下に及ぶ場合、歯頸側にベベルを付与することができないため、充填はバットジョイントになることでレジンと歯質の境界が明瞭になり、違和感がない充填は難しくなる。

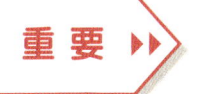 一本の歯として違和感がない状態にするために
ベベルを付与する

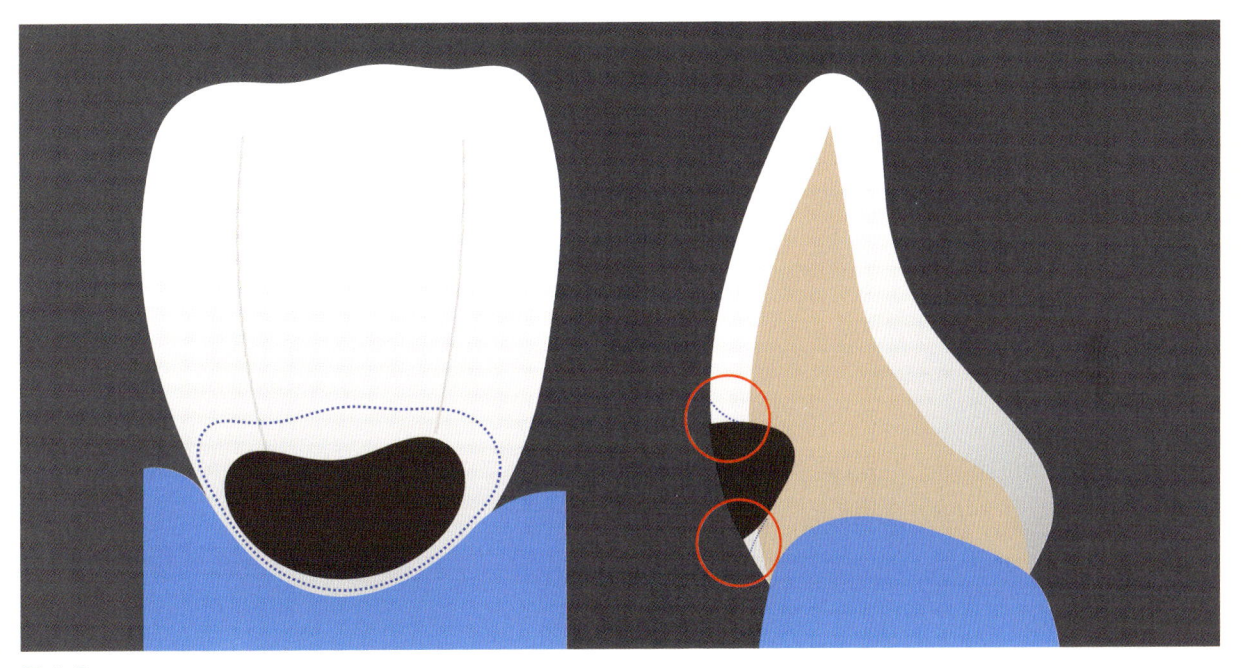

図 4-2

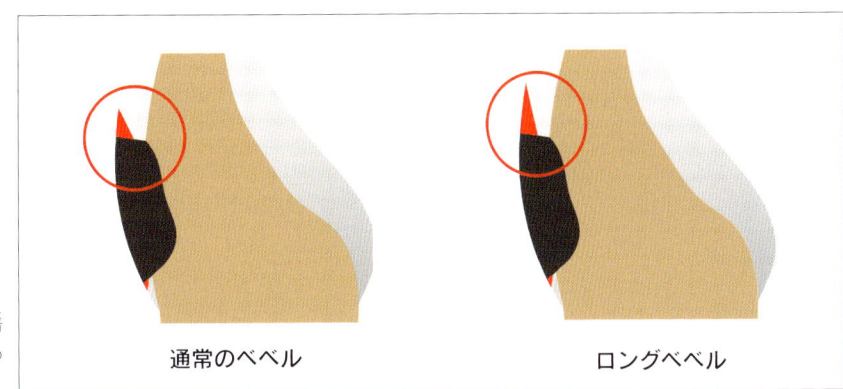

図 4-3　審美的要素が高い場合、唇側ベベルの範囲を広げることがある（赤色部）。

通常のベベル　　　　　　ロングベベル

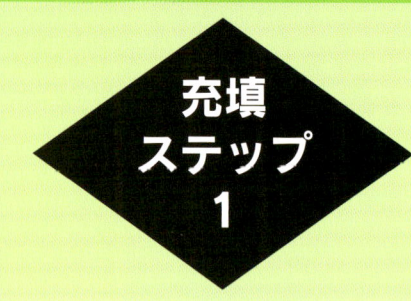

歯質に ファウンデーションレイヤー （ライニング）を行う

　歯面処理を行った後、歯質にファウンデーションレイヤーを行う（**図 4-5b：灰色部**）。ファウンデーションレイヤーとは、歯質とコンポジットレジンとのコントラクション（収縮）ギャップを防ぐためにコンポジットレジン充填の前処置として、フロアブルレジンを窩洞全体に一層（0.2 ～ 0.3mm程度）充填を行うことである[4]。

①レジンの厚みが薄いとレジンによる色の影響は少ないため、シェードのことは考慮せずに A3 もしくは A3.5 を使用する（**図 4-4**）。

②ファウンデーションレイヤーの充填は、ベベルを超えない範囲で行う（**図 4-5b**）。

③フロアブルレジンには気泡が混入していることがあるため、充填器で薄く延ばしながら気泡を除去する。本 Chapter モデル症例の動画では、3A 探針を使用している。3A 探針の素材であるステンレススチールが硬化したレジンに触れると黒変するため、現在は DLC(Diamonnd-Like-Corbon) コーティングが施された NMG インスツルメント #1　ダブルカーブインスツルメント・TMDU 型タイプ 2 #5 イエローの充填器を使用している。

MOVIE
37

重 要 ▶▶ ファウンデーションレイヤーを可能な限り薄く充填する

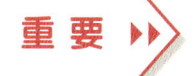

フロアブルレジン

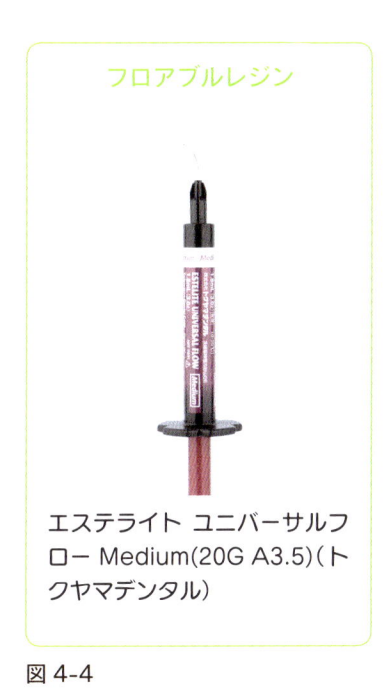

エステライト ユニバーサルフ
ロー Medium(20G A3.5)(ト
クヤマデンタル)

図 4-4

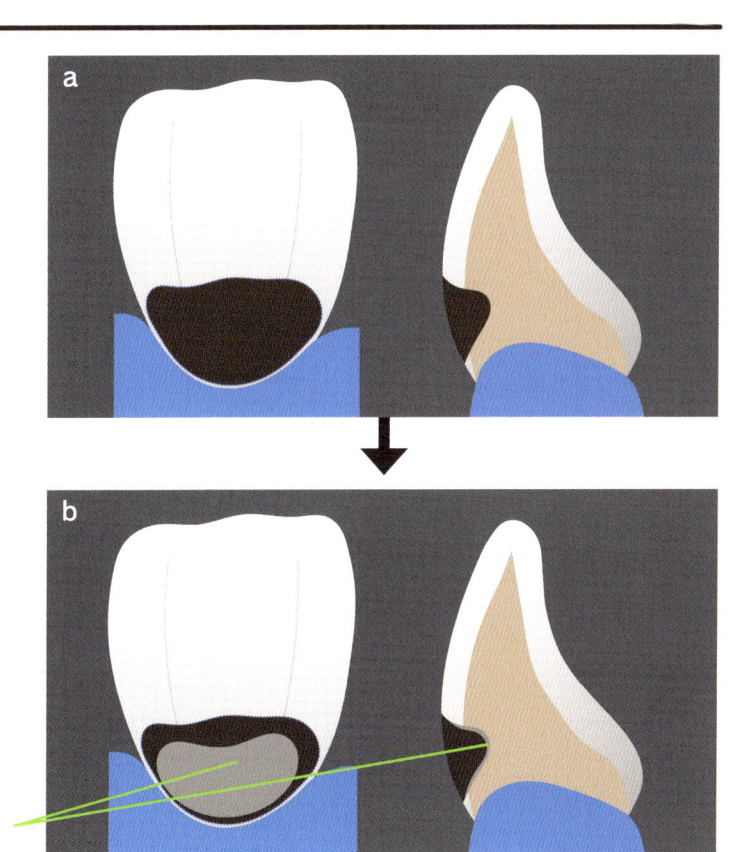

a

b

ファウンデーションレイヤー

図 4-5a,b

充填用器具

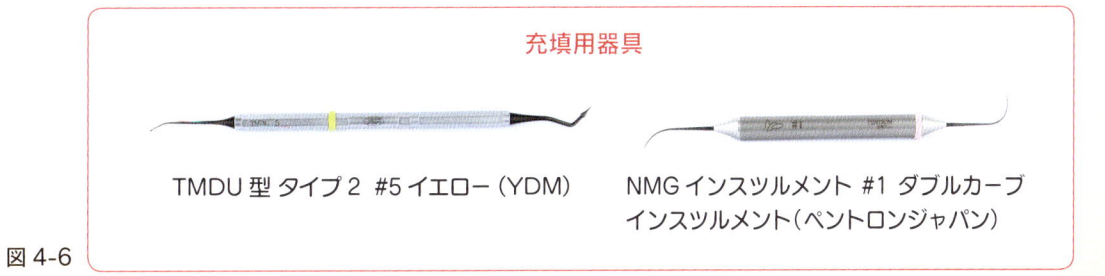

TMDU 型 タイプ 2 #5 イエロー（YDM）　　NMG インスツルメント #1 ダブルカーブ
インスツルメント（ペントロンジャパン）

図 4-6

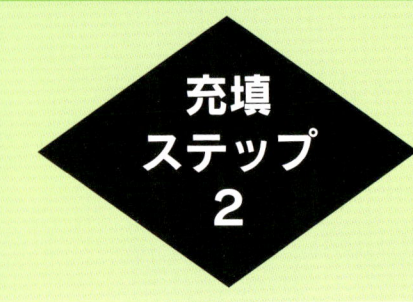

周囲と違和感がなくなるまで
ボディー色を充填する

ファウンデーションレイヤーを行ったら、ボディー色を充填する。

①本 Chapter モデル症例は、中央部のシェードを A3 と判断したため、A3.5 のフロブルレジンを選択した。

②充填操作を行う頃には、歯は脱水して白くなり本来の色ではなくなっているため、色調ではなく明度を参考に充填を行う。フロアブルレジン（A3.5）を用いて、残存している周囲の歯と明度が合い、周囲と馴染み違和感がなくなるまで少しずつ積層充填を行う（**図 4-7a、b：赤色部**）。

③**図 4-7b** では、ボディー色の充填をエナメル質の範囲まで行っているが、象牙質の範囲までにとどめる場合もある。充填を行う範囲は、残存している周囲の歯と明度が合い、周囲と馴染み違和感がなくなるまで行う。この時点までは明度を確認するために、オレンジフィルターはかけずに光量を抑えて充填を行う。

④フロアブルレジンは、ペーストレジンに比べると透明度が高いため、充填量が多くなると暗くなる傾向にある。しかし、明度が合う適量のペーストレジンを採取することは難しいため、フロアブルレジンを用いている。

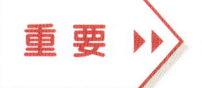

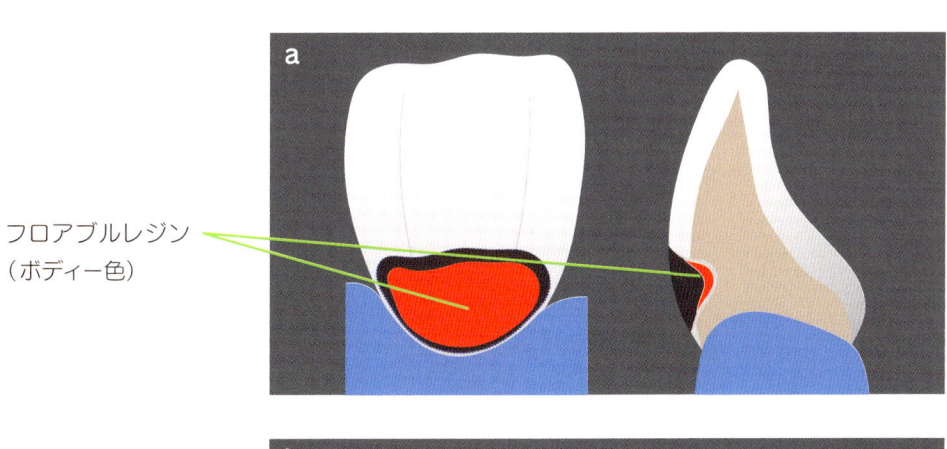

フロアブルレジン
（ボディー色）

エナメル質まで
ボディー色

図 4-7a,b

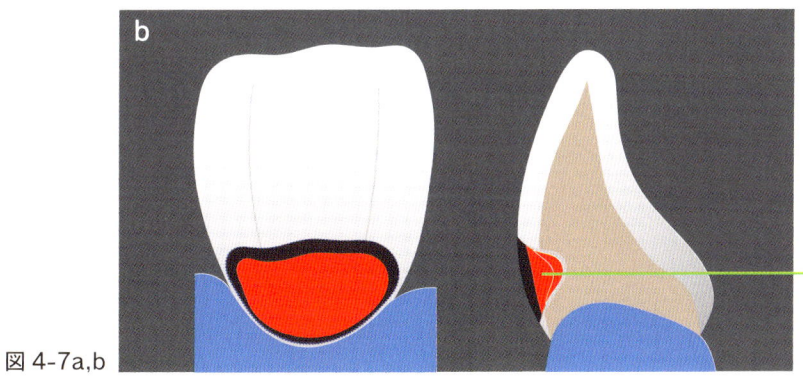

充填用器具

NMG インスツルメント #1+
ダブルカーブインスツルメント
＋
TMDU 型タイプ 2
#5 イエロー

図 4-8

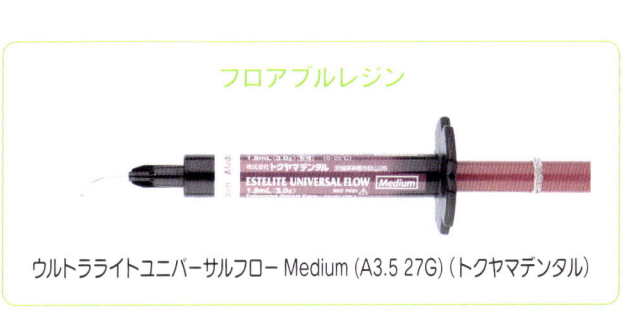

フロアブルレジン

ウルトラライトユニバーサルフロー Medium (A3.5 27G) (トクヤマデンタル)

図 4-9

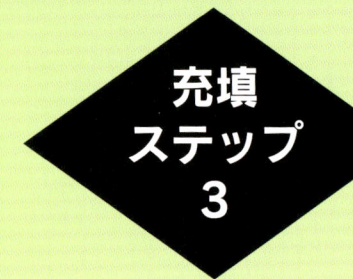

充填ステップ3

唇側の最表層部には、エナメル色を充填する

　ボディー色の充填を行い周囲と馴染み違和感がない状態にできたら、エナメル色の充填を行う。

①唇側の表層部分は、ペーストレジン（OcE）を用いて充填を行う（**図4-10：緑色部**）。ボディー色の充填を行った後は、周囲の歯質と明度を合わせている状態であるため、色調を確認しながら充填を行う必要がない。レジンが充填操作時に硬化しないように、オレンジフィルターをかけて処置を行う。

②本 Chapter モデル症例は、途中でレジンを追加しているが、硬化していないレジンに追加すると気泡が混入することや、ステップができることがある。ペーストレジンは、追加する必要がないように若干多めに採取するようにする。

③レジンの充填操作は、遠心側→歯頸側→近心側→切縁側の順に充填器 IPCT を用いてレジンを歯質とフィットさせ、余分なレジンは切縁側で除去し適正なレジン量にする。

④適正なレジン量にできたら、充填器 IPCT を用いて大まかな形態を付与する。次に筆（トクソー毛筆セット No.21）を用いて、レジンを歯質とフィットさせながら細かい凹凸を平坦化させる。

⑤充填範囲は、ベベルを超えすぎないように注意する。ベベルを超えた位置まで充填を行うと、余剰分を形態修正で除去するために時間を要する。また、レジンは歯面処理が行われていないエナメル質と接着しないため、術直後にステップがあることに気づかず褐線が入る原因になる。ベベルを付与した範囲を覚えておき、ベベルより1mm 程度超えた位置までレジンを薄く延ばしておく（**図4-10：緑色部**）。ベベルを1mm 程度超えて充填を行ったレジンは、形態修正・研磨を行う際に除去しレジンと歯質を移行的にする。

⑥研磨を終えた最終形態を 100% とするならば、充填後の状態は 103% 程度の形態に充填を行い、形態修正と研磨で 100% にするイメージで行う。予定よりも過剰に充填を行うと、バーを用いて 100% の形態に修正することは困難である。最小限の形態修正と研磨で終えられるように 103% 程度の充填量を心がける。

MOVIE 39

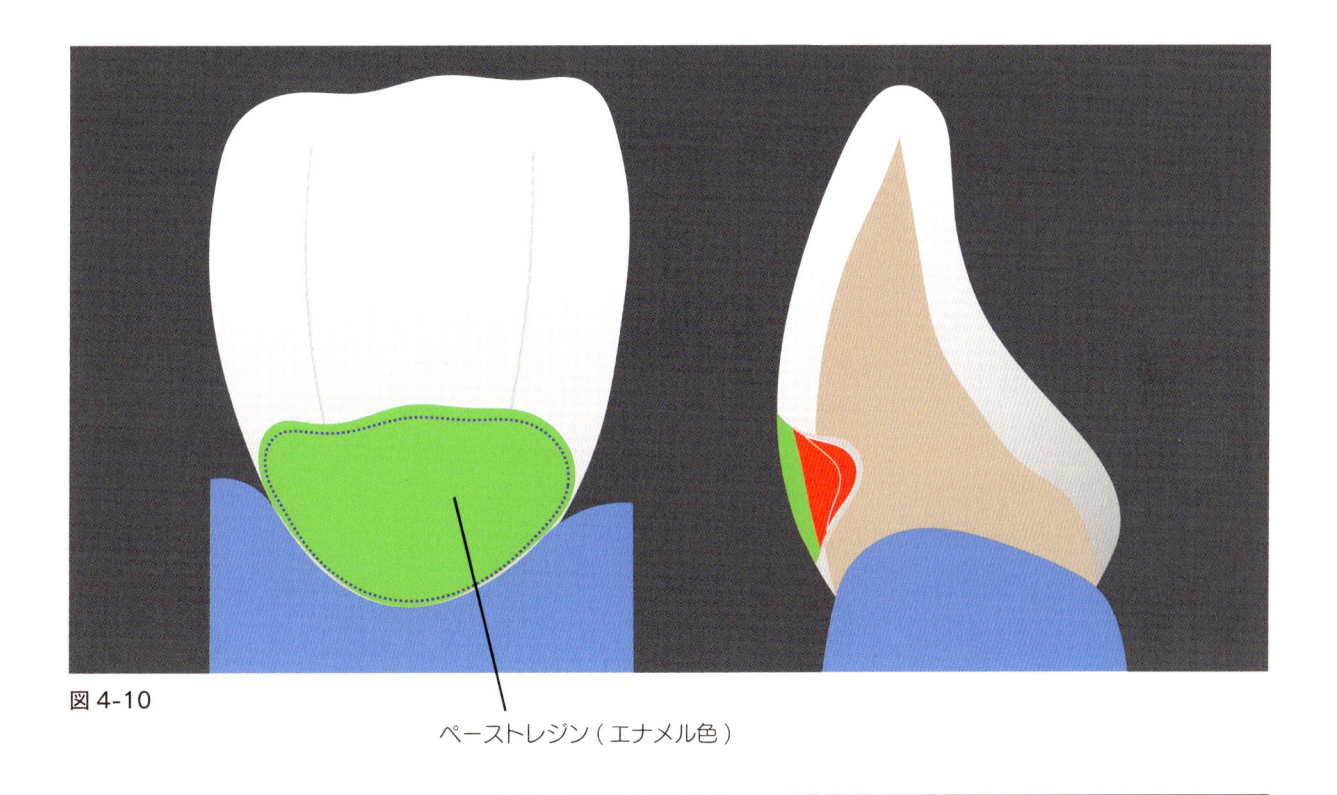

図 4-10

ペーストレジン (エナメル色)

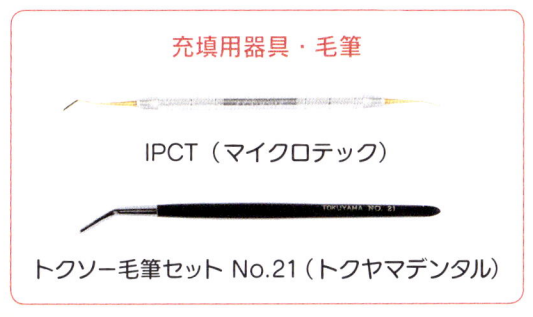

充填用器具・毛筆

IPCT（マイクロテック）

トクソー毛筆セット No.21（トクヤマデンタル）

図 4-11

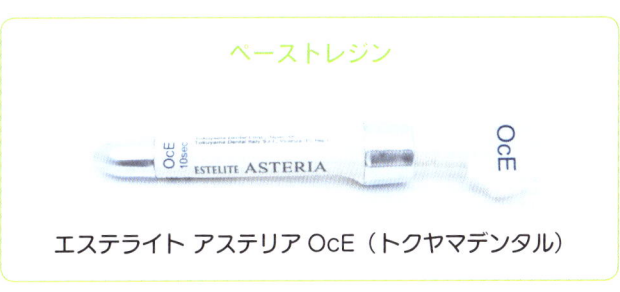

ペーストレジン

エステライト アステリア OcE（トクヤマデンタル）

図 4-12

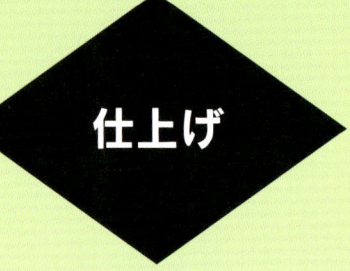

形態修正・研磨を行う

①充填直後は、レジン表面に細かい凹凸が残っていることや、ベベルを超えて充填されたレジン
が歯質に薄く残っていることがある。形態修正は、バーを用いて形態を付与していくのではなく、
細かい凹凸をなくしレジンと歯質を移行的にしていく工程である。メリーダイヤ nmg-4 のバー
を5倍速コントラに装着して、5,000 ～ 8,000 回転程度の低速で行う。メリーダイヤ nmg-4
のバーは、使い古してダイヤモンドの粒子が細かくなったものを用いる。ダイヤモンドの粒子が
大きく残っていると大きな傷ができ、研磨に時間を要するためである。

②形態修正は、無注水で行う。歯質の温度が上がらないように、アシスタントにエアーをかけても
らいながら行う。注水を行うとレジンと歯質の表面性状が確認できず、濡れた状態では綺麗に
見えていても、乾燥させると粗造感が残っていることがあるからである。

③形態修正中は、常に切削片を確認しながら行う。歯質とレジンの境界部分にステップがあると、
切削片がステップに入り込みライン状に見える。このラインがなくなるまで、低速回転のバーを
用いてレジンを除去していく。バーの回転方向とバーを動かす方向は、レジンから歯質に向かう
ようにすることがポイントである。切削片が薄く均一に見えるようになったら、研磨を行う。

④研磨は、フレクシィポイント青、ピンクの順に使用し、最後は水分を十分に含ませたフェルトポ
イントにエナメライズポリッシングペーストをつけて艶出しを行う（**図 4-14、15**）。

⑤術後の歯は、脱水し白く変化しているため、レジンと歯質の色が合っていないは当然である。
シェードは、次回来院時に再評価を行う。

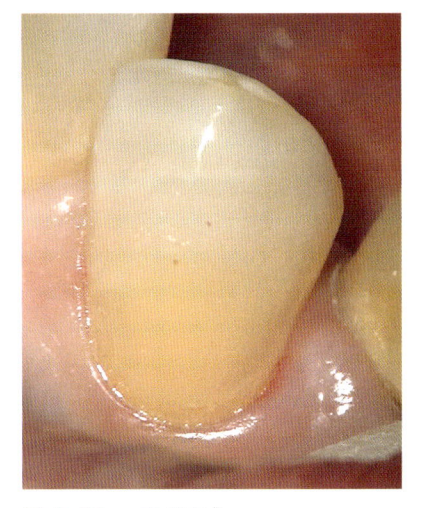

図 4-13a　充填直後。

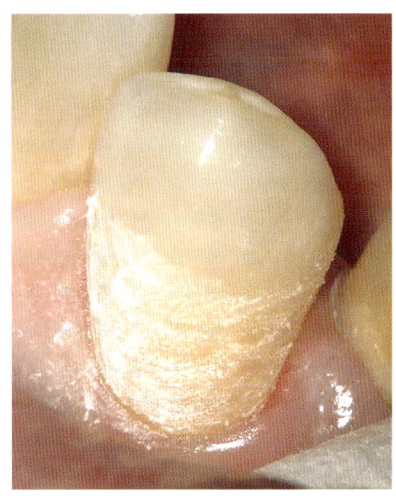

図 4-13b　形態修正後。

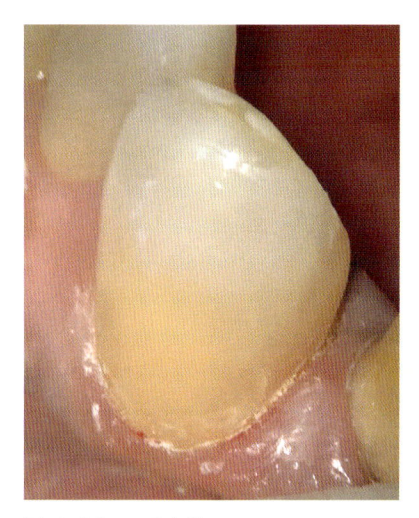

図 4-13c　研磨後。

研磨用器具

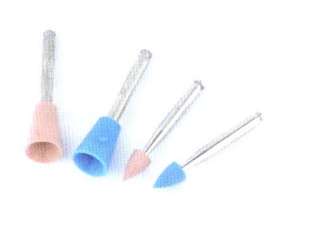

（左）形態修正、中研磨ポイント：フレクシィ
カップ・フレクシィポイント（マイクロテック）
（右）仕上げ用フェルトポイント：フェルトフ
レクシィポイント（マイクロテック）

図 4-14

研磨ペースト

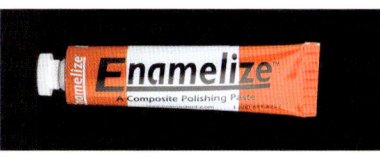

エナメライズポリッシングペースト（マイクロテック）

図 4-15

CLASS Ⅴ の仕上がり

術前

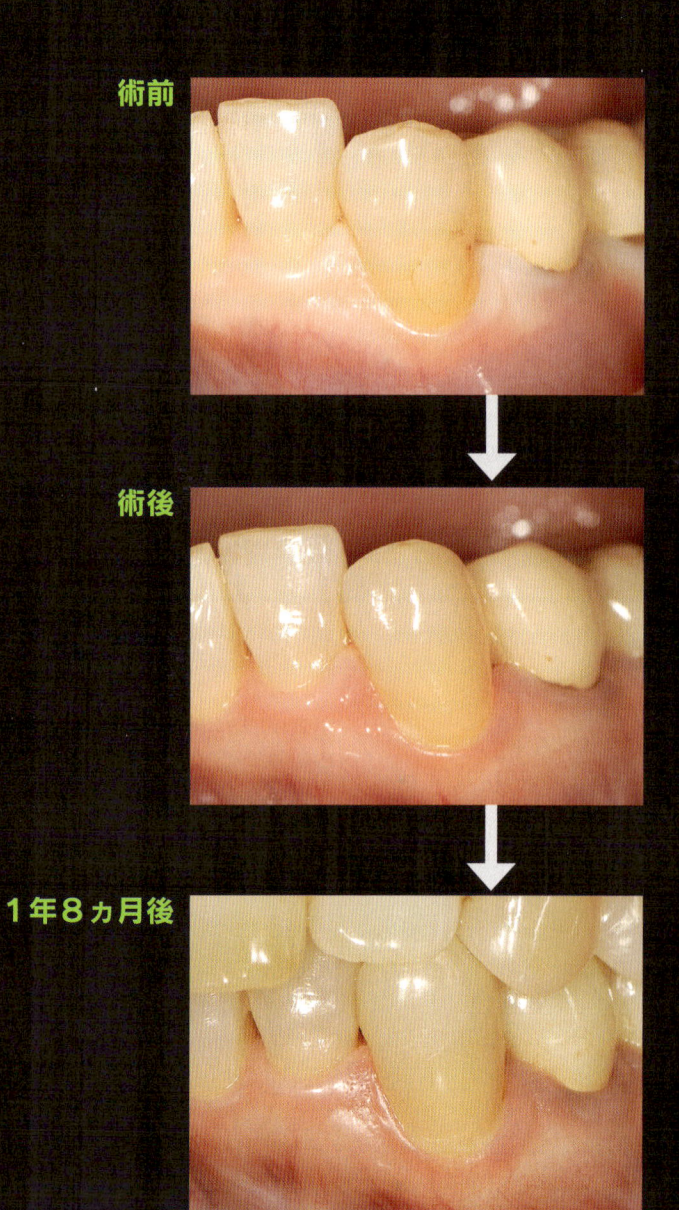

術後

1年8ヵ月後

参考経過症例

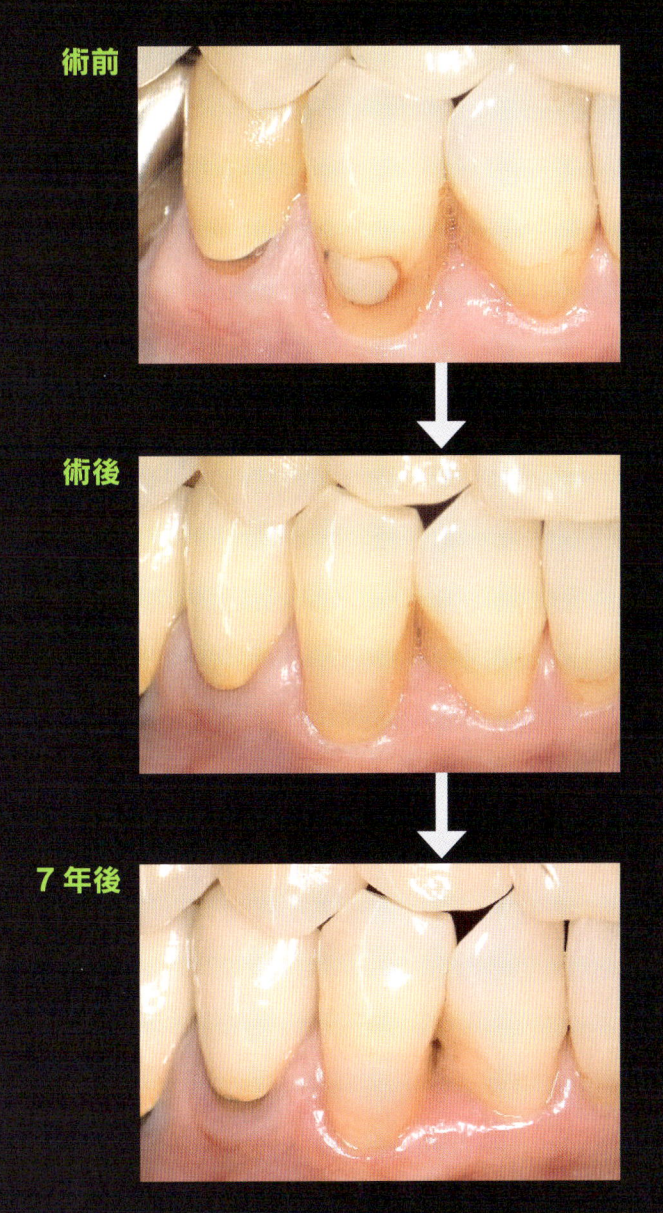

術前

術後

7年後

V級窩洞の参考経過症例。メインテナンス期間中に一度も研磨は行っていない。術後に形態修正・研磨をしっかり行うことで、コンポジットレジンでも着色や劣化は認めないことを実感した症例である。

著者プロフィール

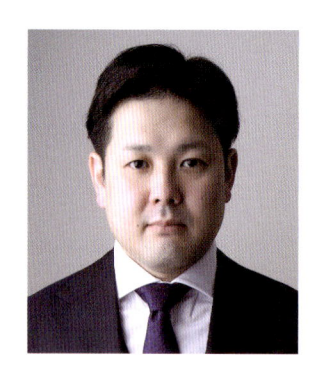

陶山 新吾
（すやま しんご）
福岡県久留米市・陶山歯科医院 院長

＜経歴＞
2004 年　福岡歯科大学 26 期卒業
2004 年　福岡歯科大学 歯周病科入局
2007 年　川崎歯科医院（熊本市）勤務
2013 年　陶山歯科医院 継承
2014 年　川嵜塾 インストラクター

＜所属学会＞
日本歯周病学会 会員
日本口腔インプラント学会 会員
日本顎咬合学会 会員
日本臨床歯科学会 会員

おわりに

　筆者がコンポジットレジン修復に興味を持ったのは卒直後のことだった。歯周病科の医局に入局した筆者が、初めて患者さんに行った修復治療が歯頸部のダイレクトボンディングであったことを、今でも覚えている。身近で簡便でありながら審美的な治療であるため興味を抱くようになり、様々な著書を読んで勉強するようになった。

　そんな頃、医院外研修先に選んだ熊本市開業の川嵜俊明先生の診療を見学したことが、今回の本を出版する原点となっている。川嵜先生は、ピンと張り詰めた空気が流れる個室の診療室でマイクロスコープを用いて時間をかけて丁寧にレジンを積層充填されていた。この時にコンポジットレジン充填に対する筆者の考え方が大きく変化したと同時に、衝撃と感動を受けた。その衝撃と感動は憧れに変わり、いつか自分もこのような診療ができるようになりたいと望むようになった。研修後、6年間勤務し勉強させていただけたことが、歯科医師としての今の私があると思っている。

　コンポジットレジン充填を上手くなりたいという思いで、本を読んだりセミナーを受講して勉強していた。中でも参考文献にもあげている西川義昌先生の「少ない色でスピーディに仕上げるためのコンポジットレジン充填テクニック─白背景・黒背景窩洞理論活用のススメ」（クインテッセンス出版、2011年）は、ぼろぼろになるまで何度も読み返した。西川先生のコンポジットレジン充填セミナーを受講する機会を得て、多くのことを教えていただいたことが少しずつではあるが上達の道につながっていったと感じている。支台歯形成についても教えていただき、自分の強みを持つことができた。

　また、コンポジットレジン充填では対応が困難な症例に対しても可能な限り歯質を温存させたいと思うようになり、東京都開業の大河雅之先生のマイクロラミネートベニアを受講した。前歯・臼歯のラミネートベニアを成功させるための詳細な術式と勘所を教えていただいた。その後は、ラミネートベニアを臨床に応用する機会が増え、間接法であっても歯を温存することが可能になった。

　本書の執筆にあたり、いつも指導してくださる、川嵜俊明先生、西川義昌先生、大河雅之先生、そして私に関わって下さるすべての方に深く感謝申し上げる。

　最後に、この本の打ち合わせを初めて行ったのは2018年1月12日のことだった。長きに渡りお付き合いいただいたインターアクションの畑めぐみ様に深く感謝申し上げる。

成功のレシピ＆ディティールテクニック
コンポジットレジン積層充填

2024 年 10 月 11 日　第 1 版第 1 刷発行

著	陶山新吾
発行人	畑 めぐみ
装丁・本文デザイン	岩木芙由子
発行所	インターアクション株式会社
	東京都武蔵野市堺南町 2-13-1-202
	電話　070-6563-4151
	FAX　042-290-2927
	web　http://interaction.jp
印刷・製本	シナノ印刷株式会社